성찰하는 의료인을

위한 교육

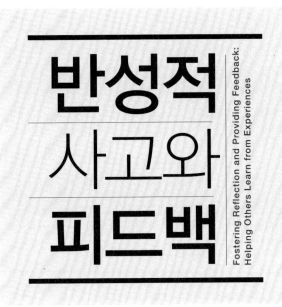

반성적

사고와

피드백

Fostering Reflection and Providing Feedback:
Helping Others Learn from Experiences

제인 웨스트버그 PhD, 힐리어드 제이슨 MD, EdD 지음 방재범 옮김

군자출판사

성찰하는 의료인을 위한 교육

반성적 사고와 피드백

첫째판 인쇄 | 2015년 5월 1일
첫째판 발행 | 2015년 5월 11일

지 은 이   Jane Westberg, PhD, Hilliard Jason, MD, EdD
옮 긴 이   방재범
발 행 인   장주연
출 판 기 획   유지연
편집디자인   박선미
표지디자인   전선아
발 행 처   군자출판사
          등록 제4-139호(1991. 6. 24)
          본사 (110-717) 서울특별시 종로구 창경궁로 117 (인의동 112-1) 동원빌딩 6층
          전화 (02) 762-9194/5   팩스 (02) 764-0209
          홈페이지 | www.koonja.co.kr

Fostering Reflection and Providing Feedback: Helping Others Learn from Experience,
9780826114297, Jane Westberg, PhD with Hilliard Jason, MD, EdD

ISBN 978-89-6278-980-5

정가 20,000원

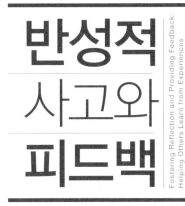

반성적
사고와
피드백

Fostering Reflection and Providing Feedback:
Helping Others Learn from Experiences

서론

의료 전문직 분야에서 교육받는 학습자들을 사려 깊은 역량을 갖춘 실무자가 되게 하는 데에는 엄청난 노력이 필요합니다. 그들로 하여금 급변하는 의료 환경에 맞추어 지식과 술기를 지속적으로 함양할 수 있는 태도와 방법을 갖추도록 하는 것은 교육자들에게 특히나 힘에 부치는 일입니다.

의료 전문직 분야에서 교육자, 학생, 전공의 및 실무자들과 수십 년간 함께 일을 하고서야 저희는 사람들이 경험으로부터 배우도록 도울 수 있는 두 가지 핵심적 방법이 있다는 것을 확신하게 되었습니다. 이를 위한 첫 번째 방법은 그들의 일에 대해 정기적으로 생각하고 평가해 볼 수 있는 반성적 실천가가 되도록 도와야 한다는 것이고 두 번째 방법은 그들의 일과 스스로를 평가하는 것에 대해 시기적절한 피드백을 제공해 주는 것입니다. 이를 통해서 그들이 받고 있는 학교 교육이나 병원 실습 교육을 최대한 활용할 수 있게 되고 그들의 직업 활동 전반에 걸쳐 계속해서 효과적으로 배울 수 있게 된다는 것을 알게 되었습니다.

성찰하는 의료인을 위한 교육
반성적 사고와 피드백

이 책은 저희의 동료들. 즉 의사, 간호사, 약사, 심리학자, 사회사업가, 기초 과학자 등 의료 전문직 분야에서 학생들이나 실무자들을 가르치는 위치에 있는 사람들을 위한 것입니다. 여기서 다루어지는 기본 원칙과 많은 전략들은 다른 직업 분야의 교육자들에게도 관심을 일으킬 수 있을 것입니다.

저희는 '반성적 사고' 혹은 '성찰'이라는 것의 의미를 규정하고 이를 실제 직업 환경 및 활동에서 실현하는 반성적 실천가에 대해 간단히 설명할 것입니다. 그리고 난 후에 이러한 성찰을 함양시키기 위한 원리와 이에 도움이 되는 피드백을 제공하는 방법들을 검토하고 이를 수행하는 데에 있어서 장애가 될 수 있는 것들에 대해도 탐색할 것입니다. 다음으로 학습자들이 반성적 실천가가 될 수 있도록 어느 시점에 도울 수 있는지에 대한 실질적인 단계를 제공하고자 합니다. 또한 학습자들에게 즉각적인 피드백을 제공하는 전략과 함께 그들이 환자나 다른 학습자들로부터 건설적인 피드백을 얻을 수 있도록 도울 수 있는 방법들을 제안할 것입니다.

반성적 사고와 피드백은 실제 경험에 기반을 두고 있습니다. 학습이라고 하는 것은 학습자들이 선택하고 수행한 과업에 적극적으로 참여하는 것을 통해 비로소 시작됩니다. 그들이 '무엇인가를 한다는 것'은 다름 아닌 이와 관련된 정보를 수집하고 이를 비판적으로 살펴보며 발생되어진 문제를 해결하고 이와 직접 관련된 대상 즉 의료 전문직의 경우 환자와 소통하는 것입니다. 저희가 예로 들고자 하는 경험의 종류들은 학교의 세미나실이나 강의실에서 종이에 쓰여 있는 임상 증례에 있어서 학생들의 역할 활동에서부터 보다 직접적인 의료 환경에서의 환자들, 나아가 그들의 가족을 돌보게 되는 상황까지도 포함하고 있습니다. 또한 저희가 이 책에서 교육자가 어떻게 가르쳐야 할 것인지에 대한 내용은 학생을 일대일로 지도를 하는 경우 뿐만 아니라 소규모 집단을 대상으로 교육자가 가르치는 경우까지도 포함하고 있습니다. 만약 여기서 제시하는 예들이 여러분이 가르치고 있는 상황에 적합하지 않다면 여러분이 직접 수행하고 있는 직업 활동에 적용해 볼 것을 감히 추천합니다. 만약 여러분이 지금까지 학생들로 하여금 그들의 장래에 있어서 마주하게 될 직업 활동과 관련하여 이와 같은 것을 아직 적용시키지 않거나 실제 환경이 적용하기에 어려운 여건이라고 하더라도 이에 대한 스스로의 시도를 통해 많은 개선을 이룰 수 있을 것이라고 기대합니다.

반성적 사고 혹은 성찰에 대한 가치를 그다지 중요하게 여기지 않는 환경에서 교육자들이 학습자들로 하여금 반성적 실천가가 되도록 돕는 것이 매우 어렵다는 것을 알고 있습니다. 이와 관련해서는 맺는말에서 이러한 상황에 놓인 교육자들을 위해서 몇 가지 제안을 드리고자 합니다.

이 책은 이전에 출간된 『Providing Constructive Feedback (Westberg & Jason, 1991)』에서 보다 발전된 것입니다. 물론 그 책은 이전의 반성적 사고나 피드백에 초점을 둔 교육프로그램이나 워크숍, 세미나에서 제공했던 저희들의 경험에 근거한 것입니다. 또한 이 책의 일부 내용은 임상 수행에 대한 감독을 다루었던 우리들의 책(Westberg & Jason, 1993)과 비디오를 가지고 가르쳤던 것(Westberg & Jason, 1994),

그리고 소규모 집단에서 학습을 장려하기 위한 책(Westberg & Jason, 1996)의 부분적 내용을 보다 확장시킨 것도 있습니다.

이 책의 출간과 함께 저희로 하여금 많은 것을 배울 수 있도록 해준 여러 동료들에게 감사를 표합니다. 이 책의 세부적인 내용을 살펴보고 가치롭고 건설적인 피드백을 제공해준 분들(Steven Jonas, MD, founding editor of the Springer Series on Medical Education; Rick Botelho, MD; Ronald Epstein, MD; Michael Gordon, Phd; and Savina Schoenhofer, Phd, RN)에게 특별히 감사드립니다.

옮긴이의 글

이 책은 의료 전문직 분야에서 교육을 담당하고 있는 이들에게 의료 현장에서의 반성적 사고, 즉 성찰의 의미와 필요성에 대한 주의를 다시 환기시키고 실제 현장에서 이러한 것을 어떻게 이끌 것인지에 대해서 저자들의 의료 교육 현장에서의 오랜 경험을 바탕으로 제시하고 있습니다. 물론 의료 현장에서의 전문직 종사자들이 이러한 반성적 사고를 하기에 어려운 환경과 제약들에 대한 논의와 이러한 상황에서도 교육자들에게 반성적 사고의 함양과 그에 따른 올바른 피드백 제공이 교육 활동에 있어서 왜 핵심적 요소인지를 발견할 수 있게 해줍니다. 이 과정에서 저자들은 경험과 사고의 과정에 대한 듀이와 이를 실제에서 어떻게 일어나는지에 대해 주목한 쉔의 이론들이 의료현장에서 어떻게 이해되고 접목될 수 있는지를 잘 보여주고 있습니다.

사실 반성적 사고나 성찰은 교육에 있어서 새로운 주장이 아닙니다. 듀이(John Dewey, 1859-1952)에 따르면 교육은 어떠한 특정한 지식이나 정보 혹은 행동 지침을 전달하거나 그대로 모방, 숙달하는 것이 아니라 한 개인의 경험을 재구성하기 위한 경험의 과정입니다. 이러한 점에서 학습자란 단순히 지식을 흡수하는 일을 하는 사람이 아니라 유의미한 경험을 하는 주체로서 여겨야 합니다. 그에 따라 교육에 있어서 이러한 경험을 위한 환경을 제공하고 학습자 스스로가 자신의 경험에 대해서 느끼고 생각하는 과정을 제공하는 것이 중요합니다. 교육이 인간의 성장, 즉 이전까지의 판에 박힌 생각이나 반응, 혹은 행동양식을 넘어서기 위한 것이라면 경험에서 발생하는 문제와 그에 대한 자신의 반응에 대한 성찰과 이에 대한 실천이 중요하다는 것을 알 수 있습니다.

듀이의 탐구이론을 중점적으로 연구한 쉔(Donal Alan Schön, 1930-1997)은 전문직 종사자들이 습득한 지식과 이론을 직무를 수행하는 현장에서 발생하는 실제적 문제를 해결하는 데에 효과적으로 적용하고 응용할 수 있기 위해서는 자신이 어떻게 사고하며, 사고해야 하는 지에 대한 이해가 중요하다고 주장합니다. 새롭고 복잡한 상황을 맞이하게 되었을 때에 놀람이나 당황스러움, 혼란감 등을 느끼게 되는 불확실한 국면을 해결하기 위해서는 교과서식의 정답을 가르치기 보다는 반성적 사고, 즉 성찰하는 법을 배워야 할 것을 강조합니다. 이는 새로운 상황을 경험하는 과정에서 그리고 경험 이후에도 필요하다고 보며 이러한 과정에서 자신 만의 질문들과 아이디어들, 이미지, 행동 양식의 체계 즉 자신만의 레퍼토리를 형성하고 발전시키게 된다는 것입니다.

의료 분야에서 교육과 이를 위한 환경은 종종 앞서 듀이와 쉔이 강조하는 것과는 다른 특성을 가진 것으로 여겨집니다. 학습자들은 엄밀한 과학적 근거와 이론으로 무장되고 치료를 위한 체계적인 술기에 숙달되어야 하며 교육환경은 이들에게 오랜 기간 동안에 일방적인 수용자

이자 표준에 근거한 모방적 행동과 사고방식을 강조합니다. 어쩌면 이 것은 인간의 생명과 건강을 책임져야 하는 직업적 학문적 특성에 기인한 불가피한 것일 수도 있습니다. 하지만 의료라고 하는 실제 직업 활동이 무균 혹은 진공 상태에서 이루어지는 것이 아니기 때문에 실제 환자를 진료하는 데에 있어서 일어나는 복잡한 상황을 컴퓨터나 기계처럼 반응하도록 가르치더라도 이대로 실천하는 것은 거의 불가능합니다. 설령 모든 내용을 숙지하고 실천하려고 해도 의학을 포함한 과학이 매우 빠르게 진보하고 있기 때문에 이 모든 것을 표준화된 내용으로 정리하는 것이 쉽지 않으며 각기 다른 특성을 가지고 있고 상황이나 대상마다 각기 다른 반응을 보일 수 있는 환자들에게 어떤 범위까지 동일하게 적용해야 할지에 대한 명쾌한 기준을 설정하기도 어렵습니다.

질병이 아닌 고통과 아픔을 가진 인간을 치료하고 돌보면서도 다른 한편으로 일반 생활인으로서의 삶을 살아가야 하는 의료인들에게 이 책에서 강조하는 성찰, 반성적 사고는 체계적인 지식과 숙련된 술기 이전에 이들을 교육하기 위해 고려해야 할 것이 무엇인지에 대한 보다 근본적인 질문과 이를 위한 방향을 모색하는 데에 중요한 시사점들을 제시해 줄 것으로 생각합니다. 또한 학교의 강의실이나 세미나실, 실습실 등에서도 잘 이루어지지 않을 뿐더러 실제 의료 현장에서의 교육에서 더욱 중요한 것임에도 간과하기 쉬운 교육에 있어서 매우 중요한 피드백의 의미와 다양한 방법들에 대해서도 구체적인 적용 방안을 찾는 데에 도움을 줄 것으로 기대합니다.

경희대학교 치과대학 치의학 교육학
교수 방재범

차례

In Healthcare Profession, Is it true "Practice makes perfect"?

의료 전문직 분야의 교육에서 단순 반복 학습과 연습만이 실제 의료 환경에서 환자의 필요와 요구를 충족시킬 수 있을까, 나아가 전문직업인과 한 인간의 통합된 삶의 가치를 추구하게 하고 이에 대한 태도를 자발적으로 갖추게 할 수 있을까?

교육 및 직업현장에서의 끊임없는 성장, 자신이 쌓아 온 지식을 포함한 복잡하고 다양한 경험들이 재구성되어지기 위해서는 단순한 암기나 반복 수행이 아니라 성찰, 반성적 사고가 필요하다. 의료 현장에 있어서 이러한 성찰, 반성적 사고는 무엇을 의미하며 이는 어떻게 함양할 수 있을까?

CHAPTER 1

왜 반성적 사고를
함양시켜야 하는가?

Why Foster Reflection?

1

왜 반성적 사고를
함양시켜야 하는가?

의료계에는 "환자가 가장 훌륭한 선생이다"는 말이 널리 퍼져있습니다. 이는 환자와 그의 가족들을 직접 돌보는 경험들이 강의실에서 다루어진 이론이나 센터에서 연습한 술기들을 직접적인 경험으로 연결할 수 있도록 할 뿐만 아니라 그러한 학습들을 보다 풍부하게 할 수 있는 기회를 제공하기 때문입니다. 사실 학습자들이 실무자로서 요구되는 술기들을 습득하는 데에 있어서 직접적 경험들은 단순 술기 획득 이상의 의미 있는 학습의 기반이 됩니다. 의료 전문직 분야의 학교들은 학생들에게 이러한 직접적 경험들을 더욱 더 많이 제공해야 하며 지금보다 더 일찍 노출되도록 해야 합니다. 어떤 중요한 과업에 직접적으로 참여하는 것은 그와 관련된 학습을 하는 데에 있어서 핵심적 요소입니다. 여기서 단순히 옛 경구처럼 "연습이 완벽에 이르게 한다"는 것은 불명확한 의미입니다. 경험은 그 자체만으로는 저절로 바람직한 결과를 낳거나 지속적인 학습으로 이어지는 것이 아니기 때문입니다.

많은 학습자들과 우리 동료들의 경우를 볼 때에도 학생들, 전공의들, 그리고 실무자들이 그들의 형식적 교육이나 이후 직업 활동 과정에서 그들이 경험에서 어떠한 것을 진정으로 배울 수 있기 위해서는 그들이 경험을 하고 있는 과정에서나 그 이후에도 반성적 사고활동의 과정이 있어야 한다는 것을 알 수 있습니다. 특히 새로운 술기에 대해 연구하거나 이전까지 확고했던 술기들에 대해 미세한 변화를 시도하려고 할 때에 그리고 어려운 환자 치유에 도전하게 될 때에 학습자들은 다른 이들의 반성이나 피드백을 통해서 도움을 얻을 수 있습니다. 제1장에서는 학습자로서 그리고 실무자로서 반성적 사고를 한다는 것이 무엇을 의미하는지 그리고 경험으로 부터 배우고 질 높은 의료를 제공하기 위해 반성이 왜 핵심요소인지를 논의하고자 합니다. 학습에 있어서 또 하나의 핵심적 요소인 피드백에 대해서는 다음 장에서 살펴볼 것입니다.

직업 활동에 있어서 반성적 실무자가 된다는 것은 경험의 과정과 그 이후에 고도의 지각을 가지고 있다는 것이며 이러한 경험으로부터 배워야겠다는 열의가 있다는 것을 의미합니다. 반성적 학습자와 실무자는 중요한 경험을 하는 동안 가능한 규칙적으로 그들의 느낌과 생각, 가능한 선택 및 이러한 전체적인 상황에서 자신이 알고 있는 것과 모르고 있는 것이 무엇인지에 대해서 주의를 기울입니다. 또한 자신이 하고 있는 행동에 대해 어떤 점이 명확히 효과적인지 아닌지에 대해서 살핍니다. 환자와의 관계에 있어서도 이들은 그 사람의 독특함을 알아차리고 자신과의 만남이 상호 역동적 관계가 되도록 노력합니다.

Schön(1983, 1987)은 인간이 활동 중에 그리고 이후에 그 활동에 대해서 반성할 수 있다는 것을 일깨워줬습니다. 학습자와 실무자가 환자를 돌보는 활동을 반성한다고 할 때에 그들은 두 가지 차원에서의 반성적 사고를 하는 것입니다. 먼저 그들은 환자로부터 정보를 얻거나 나쁜 소식을 전하는 것과 같이 직접적으로 환자를 돌보는 것과 함께 그러한 과정에서 어렴풋이 알게 된 것과 관련하여 자신이 하고 있는 활동을 계속해서 살피고, 질문하고, 평가하는 것을 통해 환자를 돕는 일련의 수행이 적합하도록 조정하는 활동을 합니다. 이후 그러한 과업이 끝나게 되더라도 그들은 반성적 사고를 하게 되는데 이것이 바로 활동 즉 놀라거나 어렵거나 해결하지 못한 문제와 관련하여 그 이전의 경험에 대해서 반성하는 것입니다. 앞으로 논의하겠지만 학생들이나 실무자가 그들의 활동 중에 그리고 활동에 대해서 반성하는 것은 경험으로부터 계속적인 학습이 가능하도록 해주며 궁극적으로는 환자를 돌보는 데에 있어서 질적 수준을 높게 해줍니다.

학생들과 초보 실무자들 또는 전공의 교육에 있어서 그들에게 자기평가를 포함한 반성을 할 수 있도록 교육과정에 시간을 할애해 주어야만 하는 이유, 왜 학습자로 하여금 그들의 경험에 대해서 반성하는 습관을 개발해주는 것이 바람직한지, 왜 교육자들이 이러한 술기들에 대해 학습자들과 함께 해야 하는지, 왜 우리가 학습자들로 하여금 반성적 실무자가 되도록 해주어야만 하는지 등에 대한 질문들에 대해 이번 장에서 답을 찾고자 합니다.

반성적 사고를 함양시켜야 하는 이유

의료 전문직 분야에서 교육받는 대부분의 학습자들이 반성적 사고를 개발하지 않고 있다

의료 전문직 분야에서 많은 학습자들은 그저 '수행하는 것' 그리고 '생산적이 되는 것'들만 강조하는 문화 속에서 살아가기 때문에 반성적 사고를 소홀히 여기거나 그 가치를 중요하게 여기지 않게 됩니다. 일상에서도 텔레비전, 인터넷, 음악소리, 휴대전화를 통한 대화나 문자 등 각종 소음들이 만연한 가운데 살아가기에 잠잠히 성찰하기를 원하지도 않으며 그렇게 되는 것이 어렵다고 생각합니다. 의료 전문직 이외의 다른 분야에 종사하는 실무자들이나 학습자들도 그들의 경험에 대해서 반성하는 것이 쉽지 않습니다.

자기평가는 반성적 사고에 있어서 중요한 요소입니다. 의료 전문직 분야 교육 연구에 따르면 학생들은 어떻게 체계적으로 자기평가를 해야 할지 모른다고 보고합니다(Gordon, 1997). 대부분 학생들의 자기평가 술기는 빈약하며 전통적인 교육에 의해 개발되지도 발전시키지도 못한다고 합니다(Gordon, 1991). 일부 학생들은 자신의 결점을 인식하지도 못합니다.물론 이와는 반대로 자신의 수행능력에 대해 교육자보다 더 비판적인 학생들도 있습니다(Stuart, Goldstein, & Snope, 1980; Wondrak & Goble, 1992). 학생들이 자기평가에 대한 술기를 배우지 않고서 그들의 지식과 수행에 대해 스스로 평가하는 것은 잠정적으로 전체적인 자아개념을 잘못된 방향으로 나아가게 할 수도 있습니다(Gordon, 1992).

👥 자기평가와 반성적 사고는 학습할 수 있는 또 하나의 술기이다

학생이나 초보 실무자들 그리고 전공의들이 반성적 실무자가 되기 위해서는 이러한 반성에 대한 의미와 중요성을 그들로 하여금 일깨워 줄 수 있는 교육자가 필요합니다. 다른 복잡한 술기를 배우는 것과 마찬가지로 학생들과 전공의들은 사고 습관과 반성적으로 되는 데에 필요한 술기들을 배우려고 해야 합니다. 그들은 또한 자신의 경험들에 대해 반성을 실천해 볼 수 있는 많은 기회가 필요하며 반성적이었던 자신의 경험이 있었는지에 대한 성찰과 함께 교육자나 다른 이들로부터 그러한 노력에 대한 피드백을 제공받아야만 합니다.

이러한 모든 것은 학습자들로 하여금 규칙적으로 반성적 사고를 하는 존경할 만한 롤 모델이 가까이 있는지 여부에 달려 있습니다. 또한 그들이 반성적 사고를 할 수 있는 시간과 반성할 만한 가치있는 경험들이 있어야 합니다. 이러한 경험들은 그것이 실제든지 가상이든지 학생 혼자 혹은 동료와 함께 환자에게 필요한 것을 평가하거나 문제를 해결하는 것, 관련된 자료를 수집하고 비판적으로 고찰하는 것, 윤리적 문제와 씨름하거나 치료 계획을 구성하거나 환자와 효과적으로 소통하는 것과 같은 임상과 관련된 과업에 참여한 것이어야 합니다. 학습자들로 하여금 임상술기를 수행하도록 연습하게 하는 가상 경험에는 역할 수행과 문제기반학습(PBL)도 포함됩니다. (PBL에서 소규모 학습자 집단은 대부분 환자치료 상황에서 그들이 임상증례를 수행하는 것과 같이 문제 해결과 다른 임상적 활동에 참여하게 된다. 더 자세한 내용은 다음의 자료를 참조하길 바란다. Barrow & Tamblyn, 1980; Barrows, 1985; and Westberg & Jason, 1996).

Gordon의 연구(1991, 1992, 1999)에 따르면 반성적 사고에 있어서 자기 평가 요소는 학습될 수 있습니다. 학습자의 자기평가의 정확성이나 타당성은 그들이 자신의 과업에 대한 자료들을 체계적으로 수집하고 해석하며 자신의 수행에 대한 스스로의 평가와 교육자에 의한 평가들을 비교하고 조정하는 과정에서 제공받는 피드백을 통해 개발됩니다.

👥 반성적 사고는 기존 지식을 규정하고 확장시켜준다

무엇인가를 배운다는 것은 기존 지식을 근거로 하여 새로운 지식의 내용을 규정하고 확장시키는 것입니다(Whitman, 1993). 만약 학생들이 교실이나 공동체, 환자 치료나 진료 상황에서 가졌던 경험을 반성할 때 그들은 이미 알고 있던 것, 즉 생활 경험 및 기존 지식을 기반으로 새로운 지식을 확장하게 됩니다. 예를 들면 PBL에서 학생들이 환자의 상황에 대한 병인을 이해하려고 할 때에 그들은 관련 증례에 대해 주목하여 기존에 알고 있는 것에 대해서 반성하게 됩니다. 그 이후 아는 것을 자신이 속한 집단과 공유합니다. 이러한 과정은 학습자들에게 해당 증례를 처리하는 것에서 도출되는 새로운 이해를 구성하는 데에 기반을 제공해주며 그들로 하여금 의료에 대해 이미 알고 있는 것을 보다 깊이 있게 해줌으로써 스스로에게 확신감을 갖도록 해줍니다.

👥 반성적 사고는 자신의 착오와 부족한 지식을 명확하게 해준다

학습자가 실제 환자 진료 문제나 가상의 임상 문제를 해결하는 과정에서 반성적 사고를 하게 될 때 그들은 자신이 이미 알고 있는 것이 무엇인지를 깨닫게 됩니다. 그리고 자신이 무엇을 모르고 어떤 것을 배워야 할지에 대해서 보다 명확하게 인식합니다. 또한 자기 자신에 대해서도 더 많은 것을 발견하게 됩니다. 만약 그들의 반성적 사고를 도울 수 있는 사람들이나 교육자가 있다면 그들은 더 많은 것을 깨닫게 될 것입니다. 자신이 하는 일에 대해 무엇이 필요한지가 명확해지면 배워야 할 것에 대한 의미를 자기화하는 것과 함께 이러한 목적들을 성취할 수 있는 계획들을 개발할 수 있습니다.

반성적 사고는 특정 경험들을 이후 상황에 대해 적용하고 일반화할 수 있도록 해준다

Kolb(1984)는 구체적 경험에서 관찰과 반성으로 나아가는 것과 이후 추상적 개념화와 일반화하는 구성 그리고 최종적으로 이러한 개념들을 새로운 상황에 적응시키도록 시험해보는 것을 이상적인 학습 순환이라고 제안합니다. 예를 들어 한 학생이 어떤 환자와의 만남을 녹화한 비디오를 선생님과 함께 보면서 조언을 얻으며 반성적 사고를 할 때 그가 환자에게 예-아니오 식의 단답형 대화만 하는 것이 환자로 하여금 증상을 이야기 하는 데에 어렵게 한다는 것을 깨닫게 됩니다. 하지만 개방형 질문을 할 경우 환자는 놓칠 수 있는 중요한 내용에 대해 자세한 대답을 하게 된다는 것을 알게 됩니다. 선생님과의 대화 이후에 그 학생은 개방형 질문이 환자들로 하여금 보다 풍부한 방식과 내용으로 자신의 이야기를 할 수 있도록 해준다는 것을 일반화하게 됩니다. 다음에 환자를 볼 때 그 학생은 개방형 질문으로 시작하는 것을 계획하고 그 이외에 놓칠 수 있는 세부적인 내용을 도출하는 수 있는 질문에 보다 초점을 맞추게 될 것입니다. 반성적 사고가 없다면 학생들은 새롭게 배우거나 고쳐 배우게 된 것들을 일반화하거나 새로운 상황에 자신이 배운 것을 계속적으로 이어갈 수 없습니다.

👥 반성적 사고는 새로운 이해를 통합할 수 있도록 도와준다

경험에 대한 새로운 것을 탐색할 시간이 주어지지 않은 채 학습자로 하여금 또 다른 새로운 것을 맞이하게끔 몰아 부치는 것은 그들로 하여금 오히려 통찰력을 가지지 못하게 할 수 있습니다. 혼자서나 혹은 누군가와 함께 반성적 사고를 할 시간을 가지는 것은 학습자로 하여금 신선한 통찰을 할 수 있게 해주며 그들이 아는 것과 모르는 것이 무엇인지를 깨닫게 해주고 새로운 지식의 영역과 연결시켜주며 앞서 언급한 것과 같이 이후에 다른 상황에서도 이러한 통찰을 적용할 수 있는 방법을 깨닫게 해줍니다. 이러한 모든 것들은 하나의 망, 즉 깊고 풍부한 구조로서 형성되어 새롭게 얻게 된 이해를 자신의 것으로 만들게 해줍니다.

👥 자기평가를 포함한 반성적 사고는 학습을 증진시켜준다

스포츠 코치들은 운동선수들이 무작정 끊임없이 연습하는 것 대신에 그들의 수행을 되살피고 분석하면서 자신의 장단점이나 개선 및 제한점을 보다 명확히 활성화하는 데에 시간을 들이는 것이 그들의 실력을 제대로 증진시켜 준다는 것을 알고 있습니다. 그에 따라 우수한 운동선수들은 일정 기간의 연습과 많은 경기를 치루면서 녹화된 비디오를 보거나 다른 방법들을 통해 정기적으로 자신의 수행을 되살피고 분석하게 됩니다. 이처럼 수행 과정에 대한 반성적 사고는 의사들을 위한 교육에 있어서도 동일하게 성공적으로 적용되어 왔습니다(Jason, Kagan, Werner, Elstein, & Thomas, 1971; Kahn, Cohen, & Jason 1979). 또한 의사들의 수행을 위한 보조인력(Westberg, Kahn, Cohen & Friel, 1980) 이나, 간호사들(DeTornyay & Thomson, 1982), 그리고 정신 건강 전문가들(Kagan & Kagan. 1991)에게도 마찬가지 입니다.

반성적 사고는 학습자들로 하여금 환자 진료와 학습에 방해가 될 수 있는 검증되지 않은 추론이나 편견들을 명확하게 해준다

우리들 모두가 가지고 있는 추론과 편견은 상황이나 일의 과정에서 왜곡된 인상과 잘못된 결론을 낳게 할 수 있습니다. 어떤 학생이 만약 병원을 찾는 대부분의 중독자들이 거리의 부랑자일 것이라는 선입견을 가지고 있다면 그는 단정하고 부유한 환자가 중독증을 가지고 있다는 것을 놓칠 수 있습니다. 학습자는 스스로의 반성적 사고 과정이나 추론의 타당성을 질문해주는 교육자의 도움을 통해 자신이 가졌던 추론의 부정확성을 깨닫게 됩니다. 이상적인 모습을 그려본다면 교육자가 다른 학습자들이나 실무자와 같이 환자 치료 상황에서 잘못된 추론에 근거하여 치료를 할지도 모른다는 것을 해당 학생으로 하여금 깨닫게 도와주는 것입니다. 편견과 근거 없는 추론의 위험성에 대해 주의를 기울이도록 도와주는 것을 통해서 학생들로 하여금 적합한 반성적 사고를 할 수 있도록 해주며 학습과 환자 진료에 잘못된 영향을 줄 수 있는 판단이나 행위의 측면을 스스로 살필 수 있도록 도와주는 사람들에게 열린 자세를 갖게 해줄 것입니다.

반성적 사고는 자신의 감정을 살피는 것을 통해
자신을 돌보는 것과 동시에 온정적이며 폭넓은 이해로
진료할 수 있도록 해준다

의료 전문분야의 실무자가 되는 과정은 매우 힘듭니다. 수많은 시험과 해부 실습, 학대받는 아이들을 살피는 것, 자기 또래의 심각한 질병이나 장애를 가진 환자를 돌보는 것 등의 활동들은 이후에 학습자가 직접 환자를 대하는 시기에 이르러서는 오히려 격한 감정을 조절하지 못하고 표출하게 할 수 있습니다. 만약 학생들이 이러한 감정들을 교육받는 당시에 제대로 인식하고 반성할 수 있는 기회를 가진다면 이후에 자신이 직접적인 진료활동을 하는 시기에 이르러서도 지속적인 성장을 이룰 수 있습니다. 하지만 학습자들이 힘든 감정과 강압적인 일들의 과정을 스스로 인식할 수 있는 기회를 갖지 못한다면 그들은 자신과 환자 사이의 경계를 적절히 유지하지 못하거나 감정적 이입을 해야 할 때를 무작정 피하려는 식으로 자신의 감정을 묻어버리거나 바람직하지 못한 방식으로 표출하는 위험을 낳게 됩니다. 예를 들면 어떤 학생이 자신의 환자 중에 처음으로 죽음을 맞이하게 되는 고통스러운 경험을 겪는 과정에서 자신의 감정이나 태도를 어떻게 해야 할지에 대해서 도움을 받지 못한다면 이후에—오늘날 너무도 많은 의료 전문가들이 그러하듯이—죽어가는 환자들과의 직접적인 접촉을 피하는 습관을 형성하게 될 것입니다. 어쩌면 그 학생은 시한부 환자와 그들의 남은 여생동안 적용할 수 있는 의학적 선택과 같은 중요한 내용마저도 환자에게 직접 이야기하려고 하지 않을 것입니다.

학습자들이 공감적, 온정적 실무자가 되려면 자기 자신을 알아야 하며 스스로에 대해서 이성적으로 편안한 관계를 유지할 수 있어야 합니다. 그렇지 못할 경우 환자에 대해 온정적일 수도 없으며 심지어 충분한 치료를 제공하지 못할 수도 있습니다. 만약 어떤 학생이 어릴 때 성적 학대를 받은 것에 대해 자신을 비난하고 있다면 실제 성적으로 학대받은 환자에 대해서 진심으로 공감하거나 온정적인 태도를 가지기가 쉽지 않습니다. 또한 그 환자에게 상담이나 필요한 치료를 받아야 할 것을 언급하지도 않을 것이고 다른 환자들에게도 학대 경험이나 성적 문제가 있었는지를 물어보는 것도 기피할 수 있습니다.

자신뿐만 아니라 환자들과의 관계에서 감정들을 조율할 수 있는 학습자는 스스로도 엄청나게 많은 것을 배울 수 있습니다. 이는 자신 스스로 해결하지 못한 문제들로 인하여 환자의 문제나 이들과의 관계에서 발생하는 문제를 처리하지 못하고 있다는 것을 지각할 수 있기 때문입니다.

학습자들은 스스로의 발견을 통해 얻게 된 통찰력에 대해서 자신의 것으로 여기게 된다

교육자들이 스스로를 교육자로서 해야 할 일에 너무 집착할 경우 학습자들로 하여금 환자를 검사하게 하거나 혹은 다른 활동에 참여시킨 이후에 곧장 이들에게 자신의 통찰력과 피드백을 제공하려는 유혹을 느끼기 쉽습니다. 만일 교육자가 학습자 스스로의 사고를 허용하지 않은 채 자기의 통찰력과 피드백만을 제공하는 데에 급급하다면 이것은 학습자가 스스로 발견할 수 있는 기회를 강탈하는 일이 됩니다. 사실 교육자가 자신의 반성과 피드백을 시기적으로 너무 일찍 주입하게 되면 학습자들은 스스로 반성하는 것을 멈추어 버리고 자신이 이해하는 것에 대해 확신을 가지지 못하게 되며 어떤 문제에 대한 아이디어나 해결방안에 대해 교육자에게 의존하는 습성을 키우게 됩니다. 어떤 학습자들은 이처럼 교육자에 의해 달아난 기회에 대해서 자신이 비하 받은 것으로 여기거나 분노하기도 하고 심지어 교육자의 말에 귀를 기울이지 않게 되는 습관을 키울 수도 있습니다. 교육자가 이러한 방식으로 피드백을 제공한 것에 대해서 학습자가 자신의 것으로 곧장 받아들이게 되는 경우는 그리 많지 않습니다. 자신의 일과 관련하여 그것이 설령 별다른 것이 아니더라도 자신 스스로의 발견을 통해서 획득하게 된 학습자들은 다른 이들에 의해 통찰력을 갖게 된 것보다 훨씬 더 자신을 인정하게 됩니다(Dewey, 1938).

 ## 자신의 결점과 강점을 파악하는 학습자들은 더 많은 자기 존중과 확신을 가지게 된다

대부분의 사람들과 마찬가지로 학습자들도 부정적인 피드백을 받게 되면 불편함을 느낍니다. 학습자들이 자신의 수행에 대해 스스로 평가할 때까지 교육자가 피드백을 보류한다면 그들 스스로 문제 영역을 규정할 수 있게 됩니다. 이렇게 하는 것이 학습자로 하여금 자신의 인식과 판단에 대해 확신을 키우고 스스로에 대해 위엄과 자기 존중을 가질 수 있게 해줍니다. 만일 학습자들과 신뢰를 기반으로 한 관계를 형성하는 데에 성공한다면 그들은 우리에게 자신을 드러내는 데에 보다 덜 '편집' 하려고 할 것이고 교육자가 명확히 하고자 했던 바로 그 문제에 대해 언급하게 될 것입니다. 심지어는 교육자가 주목하지 않았던 문제들까지도 드러내려고 할 것입니다. 이러한 과정을 통해 교육자들은 보다 유쾌한 입장에서 학습자의 자기 평가에 대해 적극적인 피드백을 제공할 수 있습니다(Westberg & Jason, 1994a).

🗣️ 학습자들의 반성적 사고가 교육자들로 하여금 그들에게 무엇이 필요한지를 보다 정확하게 알게 해준다

학습자들이 자신의 수행에 대해 광범위한 반성을 할 때 두 가지 즉, 반성의 내용(예를 들어 내용에 있어서는 그들이 무엇을 중요한 문제로 이해하고 있으며 그것의 범위는 어느 정도인지에 대한 것)과 반성적 사고과정의 체계(반성적 사고의 과정에 있어서는 의사소통자로서 그들의 자질과 관련하여 자신의 일에 대해 반성하는 것에 대해 만족감이나 자기 평가에 대한 정확성이나 미묘함 같은 것)에 대한 중요한 '치료적' 정보를 제공합니다. 이러한 정보는 교육자로 하여금 학습자의 특별한 강점이나 필요에 대해 말해주어야 할 것과 어떠한 조처를 해야할 지 조절할 수 있도록 해줍니다.

🗣️ 학습자들의 반성적 사고는 그들과의 협력적 관계를 증진시켜준다

학생들은 교육자의 수업을 단순히 수용하는 것보다 교육에 적극적 참여자가 될 때에 훨씬 빨리 그리고 효과적으로 배웁니다(Westberg & Jason, 1993, 1994b, 1996). 전통적으로 교사와 학생의 관계는 교사가 일방적으로 지시하거나 전달하고 학생은 무조건적으로 받아들이고 따라야 하는 권위주의적 모델에 기반하고 있습니다. 이러한 점에서 볼 때 전공의와 환자들의 관계가 이러한 권위주의적 특성으로 나아가는 것이 그리 놀랄만한 일이 아닙니다. 만일 교육에 있어서 학습자들을 동료로서 대한다면 그들도 자기 진료에 있어서 환자들에게 보다 더 동료로서 대하게 될 것입니다. 그리고 그 결과는 더욱 좋아질 수밖에 없습니다. 왜냐하면 환자들 중에서 자기 스스로를 적극적으로 관리하려는 사람들은 수동적인 환자들보다 좋은 결과를 낳는 경향이 있기 때문입니다 (Iverson & Vernon, 1990).

가정의학과 임상실습 기간 동안에 자신의 수행에 대해 스스로 평가하도록 요청받은 학생들은 자신이 교육자와 같은 동일한 입장에서의 동료의식을 느꼈다고 보고합니다. 어떤 학생은 "저의 차트에 스스로 점수를 매기는 것은 정말 눈을 번쩍 뜨게 해주었습니다. 저는 처음으로 선생님과 같은 실무자로서 무엇을 했어야만 하는 지를 깨닫게 되었습니다" 라고 말해 주었습니다. 교육자들은 임상실습 과정에서 자신의 약점을 감추는 것 대신에 그것을 명확히 하려는 학생들에 대해 교육적으로 매우 적극적인 관계를 형성하려는 마음이 생긴다고 합니다(Henbest & Fehrsen, 1985).

의료전문가가 자신의 경력에서 역량을 갖추고 지속적으로 배우기 위해서는 반성적 실무자가 되어야 한다

높은 수준의 의료를 지속적으로 제공할 수 있도록 배우는 것은 일생의 도전이라고 할 수 있습니다. 전문적인 교육의 입문 과정에서 대부분의 실무자들은 단순히 환자들이 있고 치료에 반응하는 것에만 주목하는 고전적 방식으로 배우게 됩니다. 그리고 정오문제나 선택형 문항 시험을 통해 의료에 있어서 명확한 '정답'이 있다고 생각하게 됩니다. 하지만 이러한 고전적 방식의 적용으로 환자를 치료할 수 있는 경우는 일부에 불과합니다. 실제 환자 진료는 예외와 불확실, 의견충돌로 가득 차 있으며 그에 따라 실무자들은 자신의 형식적 교육 기간 동안에 기억했던 정보에 만족할 수 없게 됩니다. 역량 높은 진료를 하기 위해서는 환자의 상황에 대한 새로운 주의가 필요로 하며 무엇이 효과가 있고 없는지에 대한 반성과 필요하다면 다른 선택을 찾을 수 있어야 합니다.

실무자에게 요구되는 지식과 역량은 지속적으로 변화하고 확장되고 있습니다. 실무자들이 일을 하는 과정동안에도 지속적으로 성장하려면 환자와 가족들, 동료들 그리고 다른 이들과의 경험을 통해서 배울 수 있어야만 합니다. 또한 스스로 생각하는 것과 행하는 것에 대해 반성할 수 있어야 하며 이러한 것을 즐겁게 여길 줄 알아야 합니다. 또한 새로운 방법에 대해 개방적이어야 하며 변화에 대한 불편함을 겪는 것을 상쇄시킬 수 있어야 할 뿐만 아니라 이러한 변화에 대한 과정을 살필 수 있는 습관을 길러야만 합니다.

반성적 실무자는 더 나은 진료를 제공할 수 있다

바쁜 환자진료 상황에서도 정기적으로 자신의 진료 방식을 개발하는 것이 중요합니다. 일부 반성적인 실무자들은 긴장되는 상황 속에서도 학습자나 다른 실무자들을 도울 수 있습니다. 하지만 만일 실무자가 환자 진료에서 단순히 자동적으로만 반응하는 습성을 가지고 있다면 중요한 정보를 놓치거나 환자의 증상이나 질환을 잘못 분류할 수도 있으며 충분히 공감적이지도 못하고 오히려 부적합한 결정을 내리는 위험을 초래할 수도 있습니다.

 ## 반성적이지도 자기주도적이도 못하고 자기평가를 하지 않는 의료 전문가는 역량이 부족하거나 심지어 위험할 수도 있다

학교나 병원과 같은 기관에서의 학생이나 실습생 혹은 전공의와 같은 형식적 교육을 이수하고 난 이후 많은 의사들과 다른 의료 전문가들은 거의 평가를 받지 않으며 설령 받더라도 자신의 활동에 대한 관찰이 포함되는 경우가 매우 적습니다. 심지어 이러한 형식적 교육 이수 기간 동안에도 환자 진료를 수행하는 데에 필요한 역량 전반을 충분히 평가하는 경우가 드뭅니다.

물론 의료전문가들은 형식적인 교육을 마친 이후에도 지속적인 교육에 참여하는 것이 사실입니다. 하지만 대부분의 프로그램들은 강의식이며 의미있는 실제 경험이나 평가를 포함하는 경우는 매우 부족합니다. 자신의 일을 살피는 것과 자신의 분야에 대해 참여하도록 되어있음에도 이를 실천하는 데에 있어서는 제대로 도움을 받지 못하는 것이 현실입니다. 저희들 중 많은 사람들은 졸업생들의 최소한 일부라도 충분한 역량과 이를 유지하는 자질이 있을지에 대해 염려합니다. 최근의 Institute of Medicine와 같은 기관의 연구는 이와 같은 염려에 대한 근거를 제시하고 있습니다(Kohn, Corrigan & Donaldson, 2000). 이보다 일찍 Sackett 그리고 그의 동료들은 의사들의 이러한 역량과 안전성을 검증하고 다음과 같은 결론을 내렸습니다(1977).

★

임상 의사로서 최소한 어떤 영역에서 우리의 효율성이 임상 훈련이 끝
나자마자 저하되기 시작된다는 증거가 많아지고 있습니다. ··· 생물학
에 대한 우리의 사실적 지식이 감소하는데 이는 우리가 잊어버리기 때
문이기도 하지만 새로운 지식들을 배우는 데에 실패하기 때문이기도
합니다. ··· 우리는 진단과 치료의 최근 발전 정황을 챙기지 못한 채 새
로운 것이나 보다 효과적인 것보다는 이전에 피훈련자로서 교육받았던
오래된 치료방식을 계속해서 활용하는 데에 안주하고 있습니다.

Sackett과 그의 동료들은 고혈압 환자들을 담당했던 80명의 가정의
들에 대한 연구를 인용하여 이러한 주장을 뒷받침합니다. 그들은 의사
들의 환자 진료 방식에 대한 가장 뛰어난 예측 변수가 의대를 졸업한 연
도라는 것을 발견했습니다. 졸업한지 오래될수록 적절한 치료를 하지
못한다는 것입니다(Evans et al. 1984).

Sackett와 Haynes 그리고 Tugwell은 다음과 같이 결론을 내립니다
(1985).

★

전 세계에 우리와 같은 영역에 속한 의사들은 그들이 교육자로부터 배
웠던 것과 동일한 치료를 하고 있으며 그들의 훈련이 끝난 이후에도 심
지어 그들이 적용해야 할 이후의 근거들이 제시되는 시점에서도 그들
의 이러한 결정을 바꾸지 않습니다. 형식적 교육을 받을 당시에는 분명
가장 적절한 의학적 수행을 배웠음에도 불구하고 그들이 배웠던 임상

적 수행이 오래되거나 바뀌어야 할 필요가 있을 때에 어떻게 결정할지
는 배우지 못했습니다(p.246).

졸업생들의 효과적 수행을 지속적으로 유지시키기 위한 핵심적 방
법은 그들로 하여금 반성적 사고의 습관을 확실하게 갖추도록 하고 이
를 능숙하게 할 수 있도록 하는 것입니다. 그럴 경우 이들은 현재의 진
단과 운영 전략이 충분치 않거나 변화가 필요한 시기를 정기적으로 검
토하게 될 것입니다. 물론 이렇게 되기 위해서는 오래된 치료 방법뿐만
아니라 새로운 치료 방법의 효과적인 부분과 비효과적인 점에 대한 근
거를 제시하는 최신 문헌들을 고찰해야만 합니다.

결론

의료 전문직 분야에서의 학생들이나 전공의들 그리고 실무자들이 반성
적 실천가가 되도록 하는 것은 교육자의 핵심적 책무 중의 하나입니다.
이 장에서 우리는 비판적인 자기 평가자가 되는 것이 수준 높은 환자 진
료를 제공하고 실무자의 계속적인 성장을 확실히 할 수 있는 역량이라
는 주장에 대해 몇 가지 이유를 제시했습니다. 이 책의 뒷부분에서 학습
자들로 하여금 반성적 실무자가 되는 것과 이를 유지하는 데에 필요한
몇 가지 단계들을 제시하고자 합니다.

"To teach competently, to give feedback timely and to make students want it"

배운 것에 대해서 스스로 명확히 확신할 수 있었던 적이 얼마나 될까? 가르치는 학생들이 실제 상황에서 반복적인 실수를 하지 않고 또한 어떻게 해야 할지 눈치만 보게 하지 않으려면 어떻게 해야 할까?

피드백을 제공하지 않고서 가르친다는 것은 학습자들이 배운 단편적 혹은 단절적 지식이나 경험들이 저절로 통합될 것이라고 믿는 가르치는 이들의 나태함이거나 혹은 미신적 기대이다. 특히 시험이나 평가 이후에 피드백을 제대로 제공하지 않은 경우에 학생들로 하여금 잘못된 이해나 관행을 그대로 따르게 하는 병폐를 낳게 한다. 물론 학습자나 상황을 고려하지 않은 채 마구잡이식으로 제공하는 피드백도 학습자에게 보약이 아닌 독약이 될 수도 있다. 학습자의 성장에 도움이 되기 위해 꼭 필요한 올바른 피드백, 즉 구성적 피드백이란 무엇인가?

CHAPTER 2

왜 구성적 피드백이 중요한가?

Why Is Constructive Feedback
Important?

2

왜 구성적 피드백이
중요한가?

피드백은 올바른 학습을 위한 핵심 요소입니다. 아이들에게 있어서 부모나 다른 이들로부터의 피드백은 언어적 비언어적 의사소통 기술을 배우는 데에 핵심적 역할을 합니다. 어른들도 새로운 언어를 배우려고 할 때 발음이나 단어의 선택, 문법에 대한 피드백이 필요합니다. 적절한 시기에 정확하고 구체적이며 구성적으로 제시되는 피드백은 능력 있는 의료 전문가가 되도록 하는 것과 그것을 유지하는 데에 반성적 사고만큼이나 중요합니다. 특히 새로운 술기를 배우거나 오랫동안 적용해왔던 진료방식에 변화를 시도하려고 할 때 그리고 어려운 환자 진료에 대한 도전을 맞이하게 될 때에 자신의 반성적 사고와 함께 다른 사람들의 피드백이 꼭 필요합니다.

일반적으로 교육자들에게 있어서 피드백은 학생들의 수행에 있어서 바람직한 태도와 술기를 획득하는 데에 필요한 안내를 제공하기 위한 정보로서 규정됩니다. 이러한 피드백은 단순히 서술적일수도 있고 약간의 평가를 포함하거나 판단이 포함되기도 합니다.

교육자에게 있어서 피드백의 의미는 학습자가 수행을 하는 맥락에 대한 반성적 사고를 포함합니다. 이것은 어떤 교육자가 학생이 임상수행을 하는 것을 지켜보고 그것이 어떻게 이루어졌는지에 대한 피드백을 제공할 때 환자의 반응 방식에 대한 자신의 반성과 수행의 순서, 그리고 학생이 수행했던 것과 관련된 다른 요소들을 그 학생과 공유한다는 것을 의미합니다.

반성적 사고와 피드백 제공을 마치 독백과 같이 전자는 학생이 하는 것이고 후자는 교육자가 하는 것으로 분리해서는 안됩니다. 이후에 구체적으로 설명하겠지만 오히려 그것들은 하나의 대화와 같이 연결된 요소입니다. 우선은 구성적 피드백이 왜 학습에 있어서 그토록 중요한지에 대한 몇 가지 이유에 대해서 살펴보고자 합니다.

다른 사람이 우리를 보는 것과 같이 우리는 자신을 보지 못한다

거울로 잠깐 보거나 녹화된 비디오로 자신을 보는 것을 제외하고 우리들 대부분은 다른 사람들이 우리를 보는 것과 같이 자신을 보지 못합니다. 사실 비디오를 통해 처음으로 우리 자신을 볼 때 우리들 중에서 많은 이들은 자신의 목소리나 얼굴 표정 그리고 태도에 놀라게 됩니다. 심지어 다른 사람과 소통하고 있는 자신의 모습을 볼 때에도 다른 사람들이 우리를 어떻게 여기는지를 충분히 알지 못합니다. 우리가 어떻게 여겨지는지를 알기 위해서 피드백이 필요합니다.

반성적 사고를 하는 학생과 실무자들은 자신의 영향력이나 그들이 다른 사람들에게 어떻게 여겨지는지에 대해서 어느 정도 지각할 수 있는데 사실 혼자서는 이에 대한 가설만 구성할 수 있을 뿐입니다. 실제 환자나 표준화 환자와 소통하는 것을 비디오로 녹화하여 살펴보는 것은 학습자들에게 자신이 다른 이들에게 어떻게 보이는지에 대한 지각을 가질 수 있게 해주기에 저는 이러한 방법을 적극 추천합니다. 하지만 이처럼 녹화된 것들만으로는 환자의 내면에서 어떠한 일이 일어나는지를 충분히 확인할 수 없습니다. 그에 따라 가능하다면 학습자들은 환자들로 부터 직접적인 피드백을 받는 것이 필요합니다. 이와 관련한 자세한 내용은 제8장에서 다루겠습니다. 학생들은 교육자와 자신의 수행을 관찰한 다른 이들의 지각을 통해 많은 도움을 얻을 수 있습니다.

세계 수준의 운동선수나 예술 공연자들이 자기 평가에 있어서 숙련되었다고는 하지만 그들은 코치나 감독의 지각과 반성이 필요하다는 것을 알고 있습니다. 대부분의 이러한 충고자들은 그들의 학습자보다 실제 수행 능력에 있어서는 부족합니다. 하지만 보다 더 높은 수준의 수행을 위해서 무엇이 더 필요한지 이를 성취하기 위해서는 어떠한 단계를 거쳐야 하는지에 대해서는 잘 이해하고 있습니다. 훌륭한 코치는 인간의 본성과 행동을 잘 이해할 뿐만 아니라 학습자들이 이미 가지고 있는 것과 잘 연계해서 이를 강화하고 보다 나은 수준으로 구성할 수 있는 방식으로 반성과 피드백을 제공할 수 있습니다.

👥 우리의 지각은 선택적이기에 우리 각자는 동일한 사건에 대해서도 다르게 해석한다

사람들이 세상을 얼마나 다르게 지각하는지 놀랄 경우가 많습니다. 이는 우리가 주목하는 것, 회피하는 것, 잘못 이해하는 것들이 우리의 이전 경험과 유사한 요소, 즉 일어나고 있는 일에 대한 이해, 그것의 가치, 편견, 변화의 수준에 의존하기 때문입니다. Anais Nin(1969)이 그녀의 책에서 언급한 것처럼 "우리는 있는 그대로의 것들을 보는 것이 아니라 우리가 있는 상태에서 그것들을 본다"는 것이 맞습니다. 만일 우리가 어떤 사건에 개입될 경우 우리의 지각은 우리가 해오고 있던 일의 요소나 안정감의 수준 그리고 지각할 수 있는 것에 의해 영향을 받습니다.

학생이 한 어린 아이의 심한 타박상 위에 생긴 자상을 봉합하는 것을 지켜보는 교육자는 그 아이의 감춰진 감정과 아이 엄마의 긴장을 알아채고 있을 것입니다. 봉합을 이제 막 배우고 있으며 그것을 정확하게 하기 위해 집중하고 있는 학생은 이 아이의 무감각한 척 하는 것 뒤에 숨겨둔 불안감이나 어머니의 긴장감을 알아채지 못할 수 있습니다. 설령 그 학생이 아이나 엄마의 표정에 대해 공부한다고 하더라도 그가 이러한 심리적 문제에 대해 주의를 기울이지 않는다면 그 학생과 교육자는 그들이 다르게 보고 있는 것에 대해서 설명과 해석을 나눌 수 있습니다. 학습자들은 자신이 보지 못하거나 해석하지 못한 것을 다르게 볼 수 있는 사람들의 관찰을 통해서 도움을 얻을 수 있습니다.

초보자들은 스스로에게 피드백 해줄 수 있는 능력이 없다

새로운 역량을 갖추려고 할 때 초보자들은 완전하거나 정확하게 평가할 만큼 자신의 수행을 이해하지 못합니다. 초보 운동선수가 어떤 기술을 배울 때 자신의 시도에 대한 비디오를 보는 것은 역량을 개선하는 데에 별다른 도움이 되지 못할 경우가 많습니다. 그들은 오히려 성취하고자 하는 자신의 수행 역량의 핵심적 요소가 무엇인지를 정확하게 짚어줄 수 있는 코치가 필요합니다(Franks & Maile 1991). 학습자들이 자기 평가를 제대로 할 수 있으려면 자신에게 필요한 변화를 정확히 판단할 수 있도록 자신이 평가하는 술기에 대한 충분한 이해가 필요합니다. 다시 말해 초보자들은 자신이 무능력함을 정확하게 인식하기 어렵다는 것입니다. 그들은 자신이 배우기 위해 노력하고 있는 새로운 술기에 대해 전혀 모르거나 알더라도 극히 일부분만 알고 있을 뿐입니다. 그들은 새롭게 배워야 할 술기에 대해 자신의 수행과 비교하여 획득해야 할 기준점을 가지지 못하며 그들 자신이 무엇을 모르는지에 대해서도 제대로 알지 못합니다. 개방형 질문이 아직 무슨 의미인지를 알지 못한 채 어떻게 그것을 사용하는 지에 대해서 스스로의 평가에만 머물렀던 학생은 자신이 면담에서 사용해 왔던 것이 제대로 한 것인지 인지할 수 없습니다. 초보자들은 그들이 하고 있는 일에 대해 스스로가 반성할 수 있도록 교육자의 도움을 받아야 하며 또한 반성의 과정에 대해서도 도움을 얻어야만 합니다.

만약 교육적인 학습 환경이라면 학습자들이 새로운 역량을 아직 완벽하게 얻지 못했다고 하더라도 시간이 경과하면서 자신이 할 수 있는 것을 얻기 위해 무엇이 필요한지를 알게 됩니다. 이제 그들은 자신의 무능력함을 구체적으로 인식하게 됩니다. 그들은 지금까지 무엇을 몰랐었는지를 알게 되며 그에 따라 자신의 노력들에 대해 최소한 일반적 개념에서 평가하는 것을 시작할 수 있습니다(물론 섬세한 인식과 명확한 평가 준거는 훨씬 높은 수준에 이르러서야 가능할 것입니다).

만약 모든 것들이 순조롭게 진행된다면 학습자들은 그들이 배우기 위해 노력하고 있는 술기들이 무엇과 관련되어 있는지를 연속적으로 인지하게 되며 그리고 이러한 술기들을 타당하게 사용할 수 있을 정도의 성취를 이루게 됩니다. 그들은 이제 능력이 있다는 것도 인지할 수 있게 됩니다. 이후 해당 술기를 반복적으로 사용하면서 학습자들은 자신이 역량을 갖추었다는 사실 조차도 인지할 필요가 없게 될 수준에 이를 수도 있지만 거기에는 해당 술기를 수행하는 데에 자연스러워지게 되는 이점도 있지만 그에 따른 위험도 있습니다. 그들은 자동적으로 적합한 수행을 할 수 있기에 더 이상 그들이 하고 있는 것에 대해 심도 있게 들여다 볼 필요를 느끼지 못합니다. 이는 동시에 다른 문제들에 그들이 집중할 수도 있다는 의미도 됩니다. 신경 검사를 할 수 있게 된 학생은 더 이상 검사 과정의 각 단계에 대해 깊이 생각할 필요가 없습니다. 이제 그는 이러한 검사를 시행하는 동안에 남은 역량 즉 자신의 수행에 대해 비판적인 반성을 할 수 있는 여유를 가지게 됩니다. 하지만 만일 그가 구성적 피드백을 받아오지 못했거나 반성적 사고 습관 개발에 도움을 받지 못했다면 새롭게 획득하게 된 술기 활용 역량은 서서히 감소될 것입니다. 반사적으로 혹은 습관적으로 술기를 활용하는 것은 어떤 규칙적이거나 일정하게 제한된 상황에서는 별 문제가 없을지 모르지만 표준화되지 않은 환경에서는 그 자체만으로는 부족한 경우가 많습니다. 또한 만약 학습자가 술기를 배우고 숙련된 이후에 총괄적인 비평을 하는 단계들을 소홀히 할 경우 이후 그러한 술기들을 배우는 사람들을 돕기 어렵습니다.

학생들이 자신의 역량에 대해 인식하지 못하거나 그에 대해 인식할 경우에라도 여전히 다른 이들로부터의 피드백은 필요합니다. 의료계에서는 새로운 지식과 술기에 대한 발전과 변화가 빠르기 때문에 실무자들은 지속적으로 새로운 상황에 적응하거나 대처하는 데에 있어서 역량이 부족한 초보자가 될 수 있습니다. 이러한 점에서 보면 의료 전문가들은 그들의 직업 활동 전체 기간에 걸쳐서 외부로부터 피드백을 받아야만 한다는 것을 알 수 있습니다.

피드백이 없다면 학습은 더디거나 비효과적일 수 있으며 심지어 실패할 수도 있다

여러분이 연주하려는 곡을 듣지 않고서 연주를 조율하거나 목표 지점과 관련하여 공이 어디에 떨어져 있는지에 대한 이해가 없이 골프채를 휘두르려고 한다고 생각해보십시오. 어떤 경우에서나 여러분의 행동에 대한 피드백이 없이 피아노 연주나 골프 스윙을 개선할 수 있는 방법을 알 수 있겠습니까?

거의 1세기 전 Thorndike(1912)는 학습에 있어서 세부적이고 정확한 피드백에 대한 필요성을 입증하는 단순하면서도 유용한 실험을 발표했습니다. 그는 실험에 참가한 사람들을 3개의 그룹으로 나누어 특정한 길이의 선을 자유롭게 긋도록 했습니다. 첫 번째 그룹은 피드백을 받지 않은 채 단순히 연습만 계속하도록 했습니다. 두 번째 그룹은 그들이 그은 선이 너무 길다거나 짧다는 평가는 해주더라도 어느 정도 인지에 대해서는 명확하게 가르쳐주지 않은 채 불완전한 피드백을 제공해 주었습니다. 세 번째 그룹에게는 그들이 그은 선이 통과 기준과 어느 정도 다른지에 대한 구체적인 피드백을 제공했습니다. 피드백의 중요성에 대해서 잘 알고 있는 분들에게는 놀랄 것도 없겠지만 첫 번째 그룹은 전혀 진전이 없었습니다. 두 번째 그룹은 조금씩 진전이 있지만 매우 느리며 일관된 정확성을 보이지 못했습니다. 하지만 세 번째 그룹은 상대적으로 단지 몇 번의 시도로 자신들의 선긋기에서 정확한 성취를 이룰 수 있었습니다.

👥 효과적인 피드백은 학습을 심화시키고 촉진시킨다

중세 시대에 기사가 되려는 종자들은 초기 교육용 기계를 가지고서 창을 다루는 기술을 배웠습니다. 그 기계는 축으로 세워진 나무로 된 기사 모형인데 한 손에는 방패를 다른 한 손에는 몽둥이를 들고 있었습니다. 종자는 말을 타고 창을 조준하여 그 모형으로 돌진합니다. 만약 그가 모형이 든 방패의 정중앙을 치게 되면 모형이 넘어지게 되고 다른 부분을 치게 되면 그 기계가 돌면서 붙어있던 모형 창에 맞게 됩니다. 그는 즉각적으로 부정적 피드백을 받게 되는 것입니다. 학습이란 이처럼 다소 투박하더라도 즉각적인 피드백 체제를 가지고 있을 때에 명확하게 발생합니다(Angrist, 1973).

피드백을 받기 위해 몽둥이에 얻어맞는 것이 그리 선택할 만한 방법은 아닙니다. 하지만 피드백은 대부분의 학습 성취를 위한 노력에 있어서 필수적인 것입니다. Scheidt과 그의 동료들(1986)은 환자 면담을 비디오 녹화한 것으로 평가를 받은 학생들이 자기 스스로 평가하거나 혹은 아무런 평가를 받지 않은 집단의 학생들보다 훨씬 더 나은 수행을 한다는 것을 밝혔습니다. Wigton, Kashinath와 Hoellerich(1986)은 학생들이 판단할 때 정보를 어떻게 이용하는지에 대해 피드백을 받을 경우 그렇지 못한 학생들보다 훨씬 더 정확한 판단을 한다는 것을 보여주었습니다.

👥 많은 사람들이 어떤 상황에서는 피드백을 원하고 요구한다

대부분의 사람들이 부정적인 피드백이나 비난적 평가 때문에 마음을 다치기도 하지만 특정 상황에서는 여전히 피드백을 기대합니다. 예를 들어 만일 당신이 테니스를 치는데 서브가 아웃되고 이에 대해 지도를 받고자 하는 상황에서 코치가 제대로 보지 않은 채 어떤 자세나 움직임을 바꾸라고 즉각적인 피드백을 제공한다면 배신감을 느낄 것입니다. 즉각적인 피드백을 주는 교육자가 없는 상태에서 비행기 띄우는 것을 배울 수 있다고 상상이나 할 수 있겠습니까? 가정의학과 전공의들을 대상으로 한 효과적 교수법의 구성 요소에 대한 인식 조사에서 구성적 피드백은 임상 역량에 대한 직접적인 교육에 버금가는 것으로 나타났습니다(Wolverton & Bosworth, 1985). 다른 연구에서는 임상 술기를 배우고 있는 학생들은 수행과정에서 피드백을 받는 것이 이후에 받거나 OSCE(객관구조화진료시험; Objective Structured Clinical Examination)를 거치면서 받는 것보다 더 낫다고 보고합니다(Black & Harden, 1986). 또 다른 연구에서 표준화환자를 면담한 전공의들은 면담 과정을 녹화한 자료를 어떤 사람들로부터 피드백 받기를 원하는지를 요청받았을 때 90%가 교육자를 선택했지만 중복 응답에서 60%가 동료와 표준화 환자를 선택했다고 보고 합니다(O'Sullivan, Pinsker, & Landou, 1991).

👥 피드백이 없다면 실수는 고쳐지지 않고 오히려 나쁜 습관이 개발될 수 있다

앞에서 강조한 바와 같이 단순히 반복적인 연습이 자동적으로 완벽하게 만들어주지는 않습니다. 뛰어난 학생들과 전공의들도 환자 검진이나 치료를 정확하게 하지 않는 경우가 종종 있으며 그것을 알아차리지 못하는 경우도 가끔씩 있습니다. 그들 중에서 일부는 그들의 실수를 지각하고 고치는 데에 필요한 피드백을 받아보지 못하거나 교육자로부터 전혀 주의를 받지 못하는 경우도 있습니다.

수년 전에 국가 전문의 자격 위원회에 함께 종사한 자문 위원들 중에서 한 명이 다양한 응시생들이 승인된 환자들의 신체 검진을 하는 것을 관찰했습니다. 그는 많은 응시생들이 다양한 실수를 저지르고 있는 것을 목격했습니다. 잘못된 수행을 하는 대부분의 학생들과 전공의들처럼 응시생들은 그들이 무엇을 잘못하고 있는지를 알지 못했습니다. 이러한 것들을 직접 목격하지 않았다면 채점관들은 그러한 실수들을 알아낼 수 있는 방법이 없었습니다. 응시생들은 환자를 정밀 검사한 후 검사과정에서 발견한 것들을 채점관에게 보고하기 위해 다른 방으로 이동합니다. 그들 중 많은 이들이 잘못하고 있으면서도 당연히 어느 누구도 "감상샘 비대 여부를 확인하는 데에 잘못된 곳을 촉진했다"라고 보고하는 사람은 없었습니다. 그들은 자신이 믿는 것들 즉, 그들 환자의 감상샘이 비대해지지 않았다고 보고합니다. 그들이나 평가자들도 모두

행해진 검사나 다른 신체 검진이 잘못되었다는 것을 깨닫지 못합니다. 만일 어떤 학습자가 제공하는 정보나 결과가 맞다고 하더라도 그러한 정보를 얻거나 그러한 결론에 도달하는 과정이 반드시 옳다고 추론해서는 안됩니다.

👥 피드백이 없다면 학습자들은 바람직한 행위들을 지속할 수 없다

몇몇 교육자들에 의해 추정되고 수 십 년 전에 Eron(1955)과 Helfer (1970)에 의해 검증된 것 처럼 의학교육을 받는 학생들의 태도나 역량은 더 나빠지고 있습니다. 만약 학생들이 자신의 강점을 인지할 수 있도록 도움을 받지 못한다면 그들의 바람직한 행위들이 지속하지 못하는 위험에 빠져들게 될 것입니다. 예를 들어 선천적으로 환자의 관심에 민감한 초보자들이나 본능적으로 환자에게 열린 태도로 접근하는 이들의 경우에라도 자신이 이러한 능력을 가지고 있다는 것을 알지 못하며 그들의 접근이 매우 가치있다는 것을 깨닫지 못할 경우도 많습니다. 그들에게는 이러한 것을 강화시킬 수 있는 피드백이 필요합니다.

수 백 번의 워크숍이나 상담에서 저희가 이야기 해 온 많은 학생들과 전공의들은 이러한 긍정적인 피드백을 거의 받은 적이 없다고 합니다. Glenn, Reid, Mahaffy, Shurtleff(1984)는 두 곳의 외래 진료에서 949 차례에 이르는 전공의와 담당의사와의 상담을 통한 연구에서 이것이 사실임을 보여주었습니다. 상담 대상자의 경우 3.4%만이 긍정적인 피드백을 받았다고 보고합니다.

👥 피드백이 없다면 학습자들은 불확실한 추론을 하게 된다

피드백이 필요하며 이를 통해 변화가 예상된다고 하더라도 적절한 시기에 이루어지지 않을 때 일부 학습자들은 그들이 잘 할 수 있음에도 불구하고 그렇지 못할 경우가 많습니다. 이와는 달리 또 다른 학습자들은 그들이 수행을 잘했다고 추측할 때 오히려 부족한 경우가 많습니다. 대부분의 학교에서 학습자들이 도움이 될 만한 피드백을 받는 것이 거의 최소한의 정도라는 사실이 그들 대부분으로 하여금 교육자의 근거에 기반한 피드백에 대해 긍정적으로 받아들이기 보다는 항상 긴장하게 만듭니다. 명확한 피드백이 제공되지 않을 경우 학습자들은 파편적인 것과 자신의 추론으로만 채우려고만 합니다.

불명확하고 불완전한 피드백은 학습에 도움이 되지 않습니다. 자신을 지켜보고 있는 교육자가 실망하거나 언짢은 것처럼 보이면 학생들은 자신의 수행이 제대로 이루어지지 않았다고 결론 내리기 쉽습니다. 하지만 실제 그 교육자는 자신의 환자가 예상치 못한 증상을 보이는 것 때문에 그러한 인상을 짓고 있을 수 있습니다. 그리고 실제로는 학생들의 수행에 대해 만족하고 있을 수도 있습니다.

👥 피드백이 충분하지 않을 경우 시험의 중요성은 과장될 수 있다

대부분의 지필시험과 그 이외의 형식적 평가는 의료 전문가에게 필요한 특성들 중에서 단지 일부 혹은 중요한 것들 중에서 최소한의 부분만을 측정합니다. 이는 얼마전 의사 일반 전문 교육(GPEP: General

Professional Education of the Physician, 1984)의 편집인 글, '시험은 세부 술기에 대한 개개인의 논리적이고 분석적인 판단능력과 학생들의 전반적인 능력을 제대로 측정할 수 없다(p.13)'를 통해 잘 나타납니다.

형식적인 시험들의 대부분은 학습자나 우리에게 파편적이고 피상적이며 불완전한 정보를 제공하여 오히려 그들이 이미 갖춘 좋은 지적이고 수행적인 능력 전반을 변질시키게 합니다. 이를 개선하기 위해서는 학생들과 우리가 매일의 관찰을 통해 도출할 수 있는 더 풍부한 정보가 필요합니다. 하지만 만일 시험 성적이나 깊은 고려 없는 단순한 상황적 조언이 학습자들의 최우선이자 유일한 피드백의 내용이 된다면 그들은 자신이 하고 있는 일 자체보다는 이러한 것에 더 많은 중요성을 두려고 할 것입니다. 전문직 교육에서 살아남기 위한 그들의 결정에 있어서 일부 학생들은 자신의 임상 술기와 판단, 민감성이나 최적의 수행을 위한 다른 특성들을 개발하는 것보다는 이러한 시험을 준비하거나 교육자의 지적이나 조언에 대한 자신의 깊은 생각이 없이 무조건 수용하는 것에만 노력을 기울일 것입니다. 이러한 교육적 환경에서 학생들은 유능한 실무가가 되려는 그들의 목적으로부터 점점 멀어지게 될 것입니다.

결론

학습에 있어서 정확하고 시기적절하며 빈번한 피드백의 필요성과 중요성은 새로운 주장이 아닙니다. 하지만 의료 전문직 교육에 있어서 구성적 피드백은 상대적으로 너무나 부족합니다. 이번 장에서 우리는 왜 효과적인 피드백이 최상의 학습과 환자 진료에 있어서 중요한지에 대해서 살펴보았습니다. 다음 장에서는 왜 이러한 교육의 핵심적인 구성요소가 간과되는 지에 대한 이유와 이러한 상황을 변화시키기 위해서 우리가 할 수 있는 것이 무엇인지에 대해서 살펴볼 것입니다.

Students learn what teachers perform just like children learn what adults live.

의료전문직 종사자들은 오랜 기간 동안 많은 양의 과학적 의학적 지식에 대한 교육과 현장에서의 실습 교육을 거치면서 학습 습관을 형성해 왔다. 또한 인간의 생명을 다루는 직업이라는 점에서 매우 엄격한 분위기와 엄밀한 기준을 강조하는 환경 속에서 교육을 받고 생활한다. 여기에 개인 및 기관 간에 생산성을 강조하게 되면 의료분야의 직무 환경은 경쟁심에 의한 긴장감이 더해지게 된다.

이러한 분위기에서 과연 의료 직무 환경에서의 가르치는 이들이 자기 성찰을 충분히 할 수 있을까? 또한 그들의 학생들에게 이에 대한 중요성을 인식시킬 수 있을까?

CHAPTER 3

왜 반성적 사고와 피드백은 배제되거나 빈약하게 다루어지는가?

Why Are Reflection and Feedback Avoided or Done Poorly?

3 왜 반성적 사고와 피드백은 배제되거나 빈약하게 다루어지는가?

반성적 실천가 양성의 중요성에 대한 인식은 날로 커져가고 있습니다(Boud, Keogh, & Walkers, 1985; Epstein, 1999; Johns & Freshwater, 1998; Mezirow, 1998; Papell & Skolnik, 1992; Schön, 1987). 경험에 대한 성찰이나 특별히 개인간 술기에 대한 학습에 주목하는 경우도 많습니다(e.g., Brock & Stock, 1990; DeTornyay & Thompson, 1982; Jason et al., 1971; Kahn et al., 1979; Westberg et al., 1980). 하지만 상대적으로 의료 전문직 교육과정 내에서 이러한 실제적 상황에서 이루어지는 과정에 대해 주목하는 경우는 많지 않습니다.

의학계열의 교육 기간 중에서 특히 저학년 시기에는 거의 대부분의 학생들이 상당한 시간들을 수동적으로 강의를 듣는 데에 보내며

시험에 통과하기 위해 강의에서 다루어진 사실들을 벼락치기로 머리에 집어넣는 데에 시간을 낭비하게 됩니다. 그러한 활동들은 반성의 가치가 있는 경험을 제공하는 데에 실패할 뿐만 아니라 적합하게 반성적이 되는 데에 필요한 사고 습관의 개발을 저해할 수 있습니다. 물론 그러한 프로그램들이 학생들에게 나름대로 가치있는 경험을 제공할 수도 있습니다. 하지만 하나의 경험에서 다음 경험으로 기본적인 생리적 작용을 위한 시간을 거의 갖지 못한 채, 또한 그토록 집중하고 노력했던 과정과 학습 내용에 대한 전반적으로 재고찰하면서 오해했던 것이나 미숙한 이해 혹은 학습 전략과 시간 관리 등에 대해서 뒤돌아볼 여유를 주지 않은 채 다음 경험으로 내달리게 하는 것은 학생들로 하여금 닥치는 일을 급급한 처리를 하는 습관을 형성시킬 뿐 자신의 이해 수준이나 방식 및 관리에 대해 반성할 수 있는 기회와 습관을 갖지 못하게 합니다. 이러한 급박한 학습 경험의 과정에 있어서 학생들이 중요한 점을 잊어버리게 되는 것은 어쩌면 당연한 것입니다.

시기적절하고 정확하며 구체적이고 구성적으로 전달되는 피드백은 학습에 있어서 핵심입니다. 하지만 의료 전문가를 양성하는 많은 학교에서 학생들은 충분한 피드백을 받지 못하고 있는 실정입니다 (Irby,1995; Issacson, Posk, Litaker, & Halperin, 1995; Remmen et al., 2000). Irby(1986)은 와싱턴 의과대학 학생들이 자기들에게 임상을 가르치는 교육자들에게 '지도와 피드백 제공' 항목에 대해 가장 낮은 점수를 주었다고 보고합니다. 또한 Irby는 이것이 자신의 학교에만 국한되는 것이 아니며 지필 평가에 따른 피드백뿐만 아니라 말로 하는 피드백도 마찬가지로 불충분한데 이는 교수진이 학생들의 장점과 단점을 규정하는 데에 있어서 자질이 부족하기 때문이라고 봅니다.

교육자들이 피드백을 제공한다고 생각하지만 학생들은 그렇게 여기지 않는 경우가 많습니다(Lye, Bragg,& Simson, 1997). Collins, Cassie 와 그리고 Dagget(1978)은 그들의 연구조사에서 교수진의 79%가 임상실습 과정동안 학생들의 술기를 피드백을 포함하여 평가한다고 여기고 있다고 합니다. 하지만 46%의 학생들만이 그러한 평가가 제대로 이루어지는 것으로 여긴다고 응답한다는 것입니다. Sritter, Haines 그리고 Grimes(1975)에 따르면 이처럼 교육자들은 학생들이 생각하는 것보다 훨씬 더 많이 피드백을 제공하는 것으로 생각한다는 것입니다.

의료전문직 교육자들은 전형적으로 피드백을 어떤 프로그램이나 임상실습의 마지막 단계에서 제공하는데 이때는 학생들이 그러한 경험 안에서 얻게 된 정보를 적용해 보기에는 너무 늦습니다. 경험의 과정에서 새로운 상황이나 정보가 계속 유입되기 때문에 중간 시기에 적절한 수정이 필요하며 학습자들은 학습 목표와 관련하여 자신이 어디쯤에 있는지를 지속적으로 확인할 수 있어야 합니다. 하지만 일반적으로 제공되는 성적, 전반적인 요약, 일상적인 지도는 실제적인 적용이나 활용을 하는 데에 명확하지도 정확하지도 않습니다.

여기서는 왜 반성과 피드백이 의료 전문직 교육에 있어서 간과되고 잘 이루어지지 않는지에 대해서 살펴보고자 합니다.

많은 교육자들은 반성적 활동이나 구성적 피드백을 제공하는 본받을 만한 모델이 거의 없었다

수 천 명의 의료전문직 교육자들과 함께 일하는 동안 우리는 그들이 교육받았던 시기에 반성적 활동과 피드백을 제공받았던 경험에 대해서 질문을 했습니다. 하지만 거의 대부분이 반성적 활동을 장려하거나 그러한 시간을 가진 적이 거의 없다고 답했으며 그들 자신의 수행에 대해 스스로 평가해보도록 요구받은 적도 드물었다고 했습니다. 또한 그들은 자신의 수행에 대해 어떻게 평가를 해야 하는지에 대해서 지침을 받은 적도 없다고 했습니다. 학생 신분일 때에도 그들은 진정한 구성적 피드백을 전혀 또는 거의 받지 못했으며 제한적이나마 받았던 피드백도 불쾌하거나 시기적으로 맞지 않았으며 경험의 내용이나 이에 대한 지침의 근거가 되는 지식과 관련되지 않을 뿐만 아니라 심지어 마음에 상처를 주기도 했다고 합니다.

반성적 활동과 구성적 피드백을 함양시키는 것은 복합적 술기이다

학생들로 하여금 반성적 실천가가 되도록 하는 것과 그들에게 유용한 피드백을 제공하는 것은 대부분의 의료전문직 교육자들이 해보지 않거나 준비되지 않은 도전적 과업입니다(Jason & Westberg, 1982). 이것은 어떤 과정적 술기들로서 단순한 지침과 규칙만으로는 부족합니다. 우리들 대부분은 이러한 술기들을 개발하고 단련하는 데에 상당한 연습이 필요하며 이러한 노력들에 대한 피드백도 필요합니다.

교육자와 학습자들은 부정적 피드백을 기피한다

우리들 대부분은 나쁜 소식을 전달하는 역할을 하는 데에 불편함을 느낍니다. Ende(1983)는 교육자들이 피드백의 중요성을 실천하려고 하면서도 그것이 학습자들에게 미칠 영향에 대해서 지나치게 우려할 때에 학습자의 문제를 직접적으로 언급하지 않고 간접적 언급이나 보편적이거나 추상적으로 말함으로써 자신의 메세지를 오히려 애매하게 만든다고 합니다. 그는 피드백의 효과가 거의 없는 예를 다음과 같이 들고 있습니다. "너의 교육 수준에서 볼 때 잘 한 편이다", "뭐 그 정도면 괜찮네", "이번 과정에서 나름대로 노력했다", 이와 같은 관찰과 지도는 학습자들의 성장에 기여하는 바가 거의 없습니다.

한편 학습자들은 더 많은 의미있는 피드백을 이끌어내는 어떠한 노력들이 부정적인 평가를 가져올지도 모른다고 걱정합니다. 학생들은 그들 사이의 핵심적인 문제가 되는 것을 교육자가 지적하지 않도록 이런 저런 노력을 합니다. 설령 최상의 노력을 했다고 하더라도 피드백이 이런 방식으로 이루어지거나 학생들이 바람직하지 않은 잔꾀를 부릴 경우에는 어떠한 실제적인 가치가 전달되거나 받아들여지지 않는 결과를 낳게 됩니다.

부정적인 피드백을 학습자에게 전하게 될 때 어떠한 위험을 감수해야 한다는 것은 분명합니다. 피드백을 받게 되는 이들이 화가 나고 심지어 약간은 앙갚음의 마음을 가질 수도 있다는 가능성을 받아들여야 합니다. 이와는 다르게 교육자들이 학습자들의 발전에 깊게 관여함으로써 스스로가 심적으로 어려움을 겪게 될 것이라는 염려도 수용해야 합니다. 뒤에서 설명하겠지만 만일 교육자의 피드백이 구성적으로 제공되고 이러한 교육적인 바램이 도움이 된다면 부정적 피드백은 단순한 감정적 불쾌함을 넘어서 깊은 의미가 될 수 있고 그냥 스쳐지나가 버리는 것이 아니라 오랫동안 좋은 인상을 주는 경험이 되어 학생들과의 관계도 좋아지게 될 것이며 그들의 학습을 더욱 향상시킬 것입니다.

 학생 시절 상처가 되는 피드백을 받은 교육자들은 자기 학생들에게 상처를 주는 방식으로 피드백을 제공할 위험이 있다

의도적으로 학습자에게 상처를 주려는 교육자는 거의 없습니다. 하지만 전혀 의도하지 않더라도 상처가 되는 피드백을 받았던 교육자들은 다른 이들에게 동일하게 대할 위험이 있습니다. 이러한 현상에 비할만한 비극적인 사례는 아동 학대 피경험자의 성장 후 동일한 반응입니다. 아이들을 학대하는 부모들 중에서 많은 비율이 자신이 어릴 때 학대를 받은 경험이 있다는 것입니다(Helfer & Kempe, 1976). 보고 배울 긍정적인 모델이 없었던 교육자들은 자신이 이러한 악순환의 고리를 깨기 위해 노력하지 않으면 학생들에게 피드백을 제공할 때에 자신의 경험을 반복할 위험이 있습니다.

McKegney(1989)는 의학교육에서 일어나는 일과 태만하고 학대적인 가정에서 일어나는 일 사이의 비슷한 양상을 다음과 같이 설명합니다.

부정적인 판단은 의학교육의 모든 단계에서 일어나고 있다. 발전을 위한 구체적인 언급과 제안을 제공하는 것과 같은 직접적인 피드백이 거의 이루어지지 않는다. 어린 아이였을 때 가르침을 받기보다는 비난을 더 많이 받고 자란 어른들처럼 의사들은 어떤 행위에 대한 설명과 사람이 '좋다' 혹은 '나쁘다'로 꼬리표를 다는 것 사이의 차이점을 구분하는 것이 어렵다. 왜냐하면 명확한 피드백은 드물고 확신 받는 것보다는 수

정명령 받는 것이 더 일반적이기 때문에 의학교육을 받는 사람들이 만족할만한 느낌을 가지는 것이 쉽지 않다. 실수에 대한 지적이나 처벌과 같은 말을 듣는 것은 교육받는 이들로 하여금 가능하면 속이더라도 잘못을 감추도록 가르치는 꼴이 된다. 감정적으로 학대받은 아이들처럼 전공의들은 면밀한 관찰을 통해 가지게 되는 고통을 감당하기를 꺼리게 되고 결국에는 감독받는 것을 피하는 요령을 배우게 된다. 의학교육에 있어서 성실하고 구성적인 피드백의 부재와 지나친 비난의 난무가 의사들의 완벽주의를 존속시키는 것과 동시에 그들로 하여금 스스로 잠식하게 하는 위험에 놓이게 한다(p.454).

👥 경쟁적 환경이 자기평가에 대한 타인과의 공유를 기피하게 만든다

의료전문직 학교에서의 입학과 교육과정은 과도한 경쟁적 과정이 될 수 있습니다. 많은 학생들은 이러한 과정에 들어가기 전부터 누군가와 협력하기보다는 경쟁적인 자세를 갖추고 있습니다. 이러한 경쟁은 종종 전공의 과정이나 다른 대학원 과정에서도 지속됩니다.

우리들 대부분은 세상을 좋게 보기를 원하며 그에 따라 바람직한 이미지에 위반되는 정보를 차단하려고 노력합니다(Porter, 1982). 완벽주의자들로 가득한 경쟁적 환경에서 학습자들은 그들이 염려하고 있다는 것이 결점으로 인식되는 것을 염려하여 이를 드러내기 보다는 감추려는 경향이 많습니다. 학생들이 스스로 결점을 노출시키는 것이 결코 해가 되지 않는 환경을 만들려고 노력하더라도 이를 위해서는 학생들이 우리에게 자신을 드러내는 것이 안전하다는 확신을 갖도록 더 많은 노력을 해야만 합니다.

대규모 집단을 대상으로 가르칠 때에 구체적으로 어떠한 수행이 어려운지에 대해 정확한 정보를 수집해야만 한다

학생들이 환자를 돌보는 데에 있어서 요구되는 술기들을 수행하는 것을 직접적으로 관찰하려고 할수록 교육자들은 더 많은 반성적 활동과 정확하고 의미있는 피드백을 제공해야만 합니다. 의료전문직 교육의 초기 과정의 경우 대부분 대규모 집단을 대상으로 가르치게 되는데 이러한 방식은 학생들에게 관련된 술기를 연습할 수 있는 기회를 거의 제공하지 못할뿐더러 설령 제공한다고 하더라도 교육자들이 제대로 관찰하기 어렵습니다. 이러한 한계는 특히 교육자들이 전통적인 강의를 할 때에 드러나는데 여기서 교육자는 학습자들과 상호작용을 하거나 그들의 말에 귀를 기울이기 보다는 일방적으로 전달하기만 합니다.

일부 교육자들은 환자를 진료하는 것과 관련하여 간단한 술기를 가르치면서 학습자들을 참여시키기도 합니다. 예를 들면 교육자는 어떤 학습자로 하여금 제시된 임상적 상황을 어떻게 해결할 것인지에 대해서 생각나는 대로 말해보라고 할 수 있습니다. 하지만 50분이라는 시간 동안 대규모 집단을 대상으로 가르쳐야 하는 상황에서 교육자가 학습자가 하는 활동을 모두 지켜보는 데에는 한계가 있습니다.

대규모 학생들을 가르치는 교육자들은 대개 지필 시험을 통해 학생들에 대한 정보를 얻습니다. 잘 구조화된 시험은 학생들이 문제를 해결하는 사고의 과정이 어떠한 지에 대해 어느 정도 도움이 될 만한 정보를 제공할 수 있습니다. 하지만 많은 전통적인 시험들로부터 수집된 정보는 불완전 하여 오히려 전문직을 효과적으로 수행하는 데에 핵심이 되는 학생들의 전체 역량에 대해 왜곡된 인식을 가지게 합니다.

의료전문직 학교의 대부분이 대규모 집단 교육 시간을 줄이고 소규모 집단으로 교육하는 시간을 늘리고 있는 추세입니다. 소규모 집단에서 학생들은 자신의 환자 진료 경험들을 있는 그대로 반성할 수 있으며 임상 문제들을 해결하는 데에 있어서 서로 도울 수도 있을 뿐만 아니라 교육자들에게 보다 수월하게 반성적 활동과 유용한 피드백을 제공할 수 있게 함으로써 학습자들의 역량을 제대로 파악하게 해줍니다 (Westberg & Jason, 1996).

꽉 짜여진 교육과정과 바쁜 임상 상황에서 반성적 활동과 피드백을 위한 시간을 갖기 어렵다

의과학 분야의 지식이 발달함에 따라 대부분의 교수진은 중요한 주제들이 교육과정에서 빠져 있다고 생각합니다. 교육자들과 세부 전공 학과들은 그들이 할당받은 시간 내에서 중요하다고 여기는 것들을 모두 가르칠 수 없다는 염려 때문에 더 많은 시간들을 교육과정 내에 만들려고 경쟁하게 됩니다. 이러한 분위기에서 반성적 활동과 피드백을 위한 시간을 보장하려는 제안은 묵살되기 마련입니다. 임상 현장에서 경영자들은 매일 더 많은 환자들을 진료할 것을 촉구합니다. 그에 따라 강력한 요구가 제안되지 않는 한 반성적 활동과 피드백을 위한 시간을 보장하려는 요구는 거부되기 쉽습니다.

반성적 사고의 중요성이 확산되기까지 이러한 활동을 위한 시간과 노력들이 필요합니다. 반성적 활동이 자리를 잡기 위해서는 학생들에게 이를 일깨워 줄 사람이 필요합니다. 그리고 일단 반성적 활동이 습관이 되면 학생들은 그들이 낮잠을 자거나 일을 하는 중간에 시간을 보낼 때에도 반성적 활동을 하는 경향을 보이게 될 것입니다.

반성적 활동보다 생산성에 더 높은 가치를 부여한다

반성적 활동과 피드백을 위한 시간을 마련하는 문제는 교육기관이나 전문가의 질과는 다른 논리, 즉 의료전문직 학교의 문화와 임상병원과 같은 곳에서 바쁘고 생산적인 데에 더 높은 가치를 부여하는 문화 때문에 해결되기 어렵습니다. 수 십 년간 사회 전반에 만연된 일중독 증상은 의학계에도 깊이 스며들었습니다. 오랜 시간 일을 하는 것이 건강에 해롭고 가족의 삶에도 해를 끼친다는 것을 아는 시대에 이르러서도 학생들과 실무자들은 이러한 일중독을 자신의 분야에서 '훌륭하다'고 평가받는 기준으로 여기고 있습니다. Gordon(1999)은 반성을 위한 시간은 이러한 문화에 역행하는 것이라는 인식에 있어서 학생들의 입장을 바꾸기 보다는 교수진의 인식을 바꾸는 것이 더욱 어려울 것이라고 지적합니다.

결론

시간과 경제적 논리에 의해서 지배되는 환경에서 교육자들이 반성적 활동의 모델이 되지 못하고 심하게는 자신이 상처를 입었던 피드백의 추억을 그대로 학생들에게 전달하는 것으로 인식되는 실정에서 반성적 활동과 피드백이 모든 교육 프로그램에서 충분이 보장될 수 없다는 것은 놀랄만한 일이 아닙니다. 앞서 제1, 2장에서 다루었던 우리가 추구해야 할 것들에 대한 논쟁과 그에 대한 인식이 우리의 실제 교육에 이러한 반성적 활동과 피드백을 적용하고 시간을 보장해야만 한다는 노력들을 더욱 굳건하게 해줄 것입니다. 이를 위해서는 앞에서 교육자들이 참여하는 교육에서 이러한 교육적 구성요소들의 질을 높이고 보다 잘 실현하기 위해 제시한 단계와 전략들을 다시 한 번 곰곰이 살펴볼 필요가 있습니다.

?

왜
반성적 사고와 피드백은
배제되거나
빈약하게 다루어지는가

"靑出於藍而靑於藍(청출어람이청어람)"

"푸른색이 쪽에서 나왔지만 쪽보다 더 푸르다."

이는 단순히 제자가 스승보다 훌륭해 질 수 있다는 의미가 아니라 스승이 훌륭해야 제자가 스승보다 더 훌륭할 수 있다는 말이다. 스승이 본을 보이지 않는데 제자가 훌륭한 경지에 오르기는 쉽지 않다. 단순히 反面敎師(반면교사)를 통해서는 훌륭함의 경지를 논하기 어렵다. 그렇다면 교육자들은 어떠한 노력을 해야 할까?

우선적으로는 상처받기 쉬운 가르치는 이와 배우는 이들의 관계가 회복되어야 한다. 이를 위해서는 먼저 난 자(先生), 먼저 해 본 자가 준비되어야 한다.

교육자 자신과
학습자들을 준비시키기

Preparing Yourself and Your Learners

CHAPTER

4 교육자 자신과 학습자들을 준비시키기

교육자와 학습자가 반성적 활동과 피드백에 대해서 제한적인 환경에 놓여 있거나 경험이 부족하다면 이러한 활동의 과정이 잘 이루어지기 위해서는 특별한 준비가 필요합니다. 교수 개발 워크숍과 세미나와 같은 자리에서 저희들은 여기에 참가한 교육자들로 하여금 그들이 직면해 왔던 도전들을 규명하고 학습자들이 자기들의 수행에 대해 반성적 활동을 하고 평가하는 것을 돕거나 학습자들에게 피드백을 제공할 때 일어날 상황을 예상해보도록 요구합니다. 이때 나타나는 공통의 관심사는 반성적 활동보다 그저 수행하는 것에만 익숙하고 수동적이며 자기 인식이 충분하지 않거나 지나치게 자기 비판적인 학생들을 어떻게 다룰 것인가 하는 것입니다. 또한 교육자들은 학습자들이 자신들의 피드백을 무시 또는 가치 폄하하거나 학생들의 수행에 대한 결점과 같은 나쁜 내용을 전달해야 하는 자신들을 심리적으로 거부하지는 않을까 염려를 드러냅니다.

　이러한 것들이 저희가 진행하는 워크숍이나 세미나에서 교육자들이 직면하는 도전들 중에서 가장 많이 그리고 빨리 언급되는 것이며 그들로 하여금 반성적 활동과 구성적 피드백을 제공하는 데에 있어서 그 시작을 주저하거나 포기하게 하는 요인이 됩니다. 다음은 학습자들로 하여금 자신들의 일에 대해 반성적 활동을 하도록 이끌기 이전에 또는 그들에게 피드백을 제공하기 이전에 고려해야 할 몇 가지 단계에 관해서 살펴보고자 합니다.

교육자 자신 준비시키기

자기 평가를 포함해서 자신의 경험과 반성적 활동에 대해 생각해보자

우리의 이전까지 경험들은 지금의 직무를 보다 잘 수행할 수 있도록 하는 데에 풍부한 원천이 될 수 있습니다. 하지만 고의가 아니더라도 우리가 대접받는 것과 다른 방식들로 사람들을 대하는 경우가 있기 때문에 우선적으로 이전의 긍정적 부정적 경험에 대해 살펴볼 필요가 있습니다. 다음과 같은 몇 가지 질문들을 자신에게 해 볼 수 있습니다. 내가 교육받는 동안 반성적 활동을 하도록 자극받았는가? 만약 그렇다면 반성적 사고의 과정과 자기평가에 대해 나름대로 자세히 배운 적이 있으며 이것을 학생들을 가르치는 데에 어느 정도 적용하고 있는가? 교육자나 실무자로서 나의 일에 대해 반성하거나 비판할 시간을 가지는가? 만약 그렇다면 이러한 과정이나 단계가 어떤 새로운 것을 배우거나 실무 활동을 하는 데에 얼마나 도움이 되고 있는가? 만약 반성적 활동이 습관으로 형성되지 않았다면 그렇게 할 수 있는 방법은 무엇인가?

👥 피드백 받았던 것을 통해서 자신의 경험을 반성해보자

자신에게 도움을 줬던 경험뿐만 아니라 불쾌하거나 심지어 상처받았던 경험들에 대해서도 성찰해 보아야 합니다. 자신의 전문직 교육뿐만 아니라 운동이나 예술과 관련된 경험들에 대해서도 떠올려 보십시오. 당신에게 도움이 되었던 경험들의 중요한 요소들은 무엇이었습니까? 누가 피드백을 주었습니까? 그리고 이러한 피드백은 어떻게 전달되었습니까? 혹시 당신이 겪었던 상처받은 경험들 중에서 당신의 학생들에게는 결코 반복되지 않았으면 하는 경험이 있습니까?

👥 피드백을 제공하는 것을 통해서 자신의 경험을 반성해보자

피드백을 효과적이며 구성적 방식으로 제공했던 때를 생각해봅시다. 당신이 했던 방식은 앞으로도 피드백을 제공할 때에 동일하게 적용하고 싶은 방식입니까? 마찬가지로 피드백을 별다른 효과 없이 제공했다고 생각되는 때를 되돌아봅시다. 그때의 상황이 어떠한 조건이었는지 혹은 당신이 기대했던 것보다 비효과적이라고 느낌이 들게 하는 것이 무엇인지에 대해서 명확히 할 수 있습니까? 피드백을 만족스럽게 제공할 수 있도록 하는 방법이나 내용에 대해서 배운 적이 있습니까?

학습 목표에 대해 자신이 명확히 인지하고 있는지를 확인해보자

교육과정과 임상실습동안 의료전문직 분야의 학생들은 일정한 수준과 범위 내에서 전문 지식, 태도, 술기들을 발전시키거나 향상시킬 것을 요구받습니다. 이러한 과정이 끝나는 시점에 그들은 처음 시작할 때에 할 수 없었던 것을 할 수 있어야만 합니다. 만약 과정의 책임자나 다른 사람들이 여러분들에게 학습자들로 하여금 특정한 학습 목표들을 성취할 수 있도록 지도하기를 기대한다면 여러분은 이러한 목표가 무엇인지를 알아야만 합니다. 교육자들이 어떤 과정을 가르치거나 학습자들을 지도하라고 하는 요구를 받았을 때 그들은 학습자들과 함께 무엇을 해야 하는지에 대해서 단지 불명확한 개념만을 전달받는 경우가 많습니다.

학습자들이 달성해야 할 역량에 관한 내용은 미리 제시되어 있어야만 합니다. 이러한 목적은 가치가 있어야하며 명확하게 진술되어 있어야 하고 학습자의 수준에 맞게 적합해야만 하며, 가용한 시간과 환경 내에서 달성 가능한 것이어야만 합니다(Westberg & Jason, 1993).

만일 여러분이 임상의사가 아니라 의료와 관련된 기초나 응용과학 혹은 공학 분야에 관련된 전문가라면 의료전문직에서 교육을 받는 학생들에게 여러분이 가르쳐야 할 것과 학습자가 이후 실무자로서 요구되는 것 사이의 관련성에 대해서 명확히 하실 것을 권합니다. 그래도 불확실하다면 임상의사와 대화하거나 진료실이 어떻게 돌아가고 얼마만큼의 시간이 드는지를 고려하시는 것이 좋을 것입니다.

이와 같이 미리 제시된 목적과 목표 이외에도 학습자들이 자신만의 학습목표를 구성해보도록 고무시켜야 합니다. 사실 일부 선택 교육과정에서는 제시된 목적이나 학습자 자신이 개발해야 할 것에 대한 목표들이 없는 경우가 많습니다. 학습자가 도출하는 목적에 대해서는 다음 장에서 다루도록 하겠습니다.

학습자들에게 필요한 것들을 충분히 연습할 수 있는 기회를 제공하자

의료전문직 종사자들은 단순한 기술이 아닌 복합적인 예술을 수행하는 사람에 가깝습니다. 앞서 언급한바와 같이 실무자들은 정보를 추출하고 제공하며 문제를 규명하고 해결하며 필요한 정보를 수집하고 비판적으로 재고찰하는 것과 함께 환자 및 그의 가족들과 효과적으로 의사소통을 할 수 있어야 합니다. 임상 상황에서 학생들과 전공의들이 어떤 특정한 술기를 중점적으로 수행한다고 하더라도 만약 교육자들이 그러한 경험에 대해 특별히 고려해야 할 점들에 주의를 환기시킨다면 앞서의 다양한 일련의 과정과 그에 따른 세부적 활동들을 실현해볼 수 있습니다. 이는 교실 상황에서도 마찬가지입니다. 예를 들어 여러분이 학생들에게 의사소통 방법에 대해 가르칠 경우 학생 서로에게나 혹은 표준화환자를 동원하여 이러한 활동들을 해보도록 할 수 있습니다. 만약 여러분이 학생들에게 신체의 작용에 대해 가르치거나 어떤 문제를 해결하는 방법을 가르치는 과학자일 경우에도 학생들에게 환자를 진료하는 상황과 관련하여 학습이 일어나도록 할 수 있으며 과학적 정보를 수집하고 문제를 규명하여 해결하는 것을 연습할 수 있도록 기회를 제공할 수 있습니다.

👥 학습자들과 함께 하는 동안 그들이 개발해야 할 역량들을 어떻게 수행하고 있는지를 관찰해보자

여러분과 학습자들은 이전에 별달리 주목하지 않았던 경험들에 대해서도 함께 반성해볼 수 있습니다. 학습자들을 제대로 도와주기 위해서는 가끔식이라도 그들이 실제 활동 중일 때에 관찰하는 것이 좋습니다. 직접적인 관찰은 학습자들의 역량과 필요한 부분에 대해서 여러분으로 하여금 보다 명확하게 파악할 수 있도록 해줍니다. 이러한 과정에서 학습자들이 인지하지 못하고 있는 잘못된 점이나 그들이 생각하기에 선생님들이 별로 중요하게 여기지 않는다고 배제시켜버린 중요한 점들을 발견할 수 있습니다. 교육자인 여러분들이 직접적 관찰을 통해 얻게 되는 가장 중요한 것이 있다면 학습자들이 자신의 술기를 발전시키기 위해 스스로 보다 구체적인 반성을 할 수 있도록 도울 수 있다는 점입니다.

임상에서 학습자들을 감독한다면 직접 관찰하거나 환자에게 수행을 하고 있는 것을 비디오를 통해 확인하는 것을 고려해보십시오. 만약 여러분이 학생들과 지역 병원에서 함께 일하고 있다면 가끔식 그들을 지역 병원의 다른 구성원들과 함께 일할 수 있도록 해보십시오. 소규모 집단을 대상으로 할 경우에 학생들이 동료들과 문제를 풀려고 노력할 때에 흔히 제기하는 막연하고 폭넓은 질문들을 보다 구체화시켜 질문을 제기하도록 하고 주제 안에서 각자의 의견을 말할 수 있도록 이끌어 주십시오.

만약 대규모 집단의 학생들을 대할 경우라면 그들 대부분을 충분히 파악하기에는 어려움이 있을 것입니다. 이럴 경우 학생들을 소규모 집단으로 나누어 문제해결, 역할극, 실제 상황에서 학생들이 하게 될 것들에 대한 시뮬레이션을 하게 하십시오. 나눠진 집단을 대상으로 할 경우 배정된 집단이외에도 다른 집단들도 순환시켜 적용하여 관찰해보십시오. 학습자들로 하여금 과제를 써오라고 하거나 시험을 보게 하는 방법을 적용할 수도 있습니다. 하지만 이러한 시험이 충분한 고려나 준비를 하지 않은 채 치르게 할 경우 그들의 장래와 관련된 과업을 어느 정도 할 수 있는지 어느 정도 이해하고 있는지에 대한 것보다는 시험을 얼마나 잘 치를 수 있는지에 대한 기술을 평가하는 데에 그치는 경우가 많습니다.

여러분이 대규모 집단이든 소규모 집단이든 혹은 학생 개인을 관찰하는 동안 새롭게 얻게 된 것은 메모를 해두시는 것이 좋습니다. 환자를 진료할 때 미세한 것에 대한 아이디어들은 빨리 사라지게 됩니다. 이후에 논의하겠지만 학습자를 제대로 돕기 위해서는 이러한 미세한 것에 대한 관찰과 아이디어가 기본이 될 수 있습니다.

학습자들의 반성과 당신의 피드백이 연계될 수 있는 방법들을 찾아보자

언급한 바와 같이 교실에서도 학생들이 그들이 수행한 것에 대해 반성할 수 있는 시간을 배정할 수 있을 것입니다. 예를 들면 종이에 적혀진 가상의 임상 문제에 대해 학생들과 전공의들이 함께 해결하게 한 후 그들로 하여금 팀으로 수행한 것에 대해 반성한 것을 개별적으로 써보도록 하고 그러한 반성들을 함께 나누게 할 수 있습니다. 그리고 난 후 학생들은 서로에게 피드백을 제공하고 여러분은 학생들에게 그들의 과정에 대해 피드백을 제공할 수 있습니다(제 7장에서 소규모 집단이 반성적 활동을 하고 서로에게 피드백을 주는 방법들에 대해서 살펴보겠습니다).

만약 임상에서 여러분이 가르친다고 하면 활동 과정에서의 반성적 활동은 학습자들과 환자들간의 상호작용과 다른 임상적 활동 전반을 보다 향상시키는 역할을 할 수 있습니다. 전통적으로 환자가 있는 침상에서 가르치는 활동이 환자와 학생들의 필요와 감정을 충분히 고려하여 이루어진다면 반성과 피드백을 풍부하게 할 수 있습니다. 반성적 활동과 피드백은 외래 환자가 있는 상황에서도 일어날 수 있습니다. 학습자가 어떤 검사나 치료를 수행하는 동안 여러분은 그들의 생각과 활동에 대해 관여할 수 있으며 필요한 피드백을 제공할 수 있습니다. 만약 학생이 환자를 치료하는 중에 고통을 주거나 마음을 상하게 하는 실수를 하게 될 가능성이 있다면 학생에게 진료 과정에서 일어날 일을 전반적으로 미리 생각해보고 주요 단계별로 학생이 하려고 하는 것을 이야기 하도록 해서 그에 대해 피드백을 제공해주십시오.

만약 학습자가 이미 환자 검사를 끝냈다고 한다면 여러분은 학습자가 있는 검사실에 들어가기 전에 환자가 있는 상황에서 학습자가 생각했던 것을 폭넓게 반성해보도록 하는 기회를 제공할 수도 있습니다. 그리고 난 후 구성적 피드백과 필요한 피드백을 제공할 수 있습니다. 제 5장과 8장에서는 학습자에게 도움을 주면서도 환자가 마음을 상하지 않게 하는 방법에 대해서 살펴 볼 것입니다.

Arseneau(1995)는 학습자들이 병원에서 임상실습을 순회하는 동안 충분한 반성적 활동을 할 시간을 갖지 못하는 실정을 지적합니다. 따라서 환자 진료 상황을 전반적으로 논의할 수 있는 비상구와 같은 별도의 세션을 만들 것을 추천합니다.

👥 학습자들과 이야기를 나눌 수 있는 개인적이고 조용한 장소를 정하라

반성적 활동과 피드백은 부분적이지만 다른 사람들 앞에서도 이루어질 수 있습니다. 하지만 학습자들의 기본적인 역량이나 인격에 대한 언급, 그들을 평가하는 데에 있어서 간접적이더라도 부정적인 내용이 포함되어 있을 경우에는 개인 연구실이나 사무실과 같이 별도로 분리된 보호된 분위기와 장소에서 문을 닫고서 이루어져야 합니다. 물론 예외도 있습니다. 여러분이 서로를 잘 알고 믿는 소규모 집단과 함께 할 경우에는 집단 내에서도 개인적인 피드백을 제공할 수 있으며 특히 이것이 구성적인 특성을 갖추고 있다면 다른 사람들도 그러한 피드백을 통해서 함께 배울 수 있습니다. 하지만 이러한 대화를 하는 대상이나 상황과는 관계없이 우선적으로는 피드백을 제공하기 위한 차분한 분위기의 장소를 찾는 것이 좋습니다.

많은 임상의들은 그들의 임상 진료 일정에 본인이 가르치는 학습자들에 대한 직접적인 감독이나 관리를 위해 비상구와 같이 별도의 시간을 배정하는 것이 반성적 활동과 피드백을 위한 최선의 방식이라는 것을 알게 됩니다. 하지만 이러한 시간들을 별도로 배정한다고 하더라도 임상 상황에서는 다른 불가피한 일들에 의해 종종 확보되지 못할 경우가 많습니다.

👥 학습자의 수행을 평가하려면 이들과 여러분 각자가 어떤 역할을 해야 하는지를 알아야만 한다

학습자들에 대한 평가가 이들에 대한 영구적인 기록의 일부가 될 수도 있기 때문에 그들은 자신의 관심사나 필요 영역과 관련하여 어떠한 점이 평가되는지에 대해서 안내받을 필요가 있습니다. 만약 교육자들이 그들을 진정으로 도우려고 한다는 것을 안다면 그들은 평가를 받는 것에 대해서 좀 더 적극적이게 될 것입니다. 이러한 점에서 교육자들은 학습자들의 문제 영역이나 부족한 점이 무엇인지를 좀 더 자세히 알아야 할 필요가 있습니다. 학습자들로부터 이러한 수준의 신뢰를 얻는 것은 아마도 교육자로서 가장 수준 높은 성취라고 할 수 있는데 이를 위해서는 보다 깊은 사고와 준비 그리고 인간관계에 대한 기술이 요구됩니다. (사실 의료전문직에 있는 교육자로서 우리들은 학습자들로부터 신뢰를 얻는 것이 임상의로서 환자들로부터 신뢰를 얻는 만큼이나 중요하다는 것을 쉽게 간과합니다.)

다른 이들로부터 학습자들의 수행에 대한 피드백을 이끌어 내는 방법을 고려해야 한다

의료진 중에서 다른 분야의 전문성을 가진 사람들이 학습자들의 수행에 대해 독특한 관점을 제공할 수 있습니다. 예를 들면 의사들과 사회복지가들은 간호대학 실습생들에게 도움이 될 만한 충고들을 제공할 수 있습니다. 간호사들은 의과대학생들과 전공의들에게 도움이 될 만한 관점을 제공할 수 있습니다(Butterfield, Mazzaferri & Sachs 1987; Linn, Oye, Cope & DiMatteo 1986; McCue, Marginat, Hansen & Bailey 1986; Norcini, Shea & Webster 1986; Shatney & Friend 1984).

만약 교육자가 다른 의료 전문가들로부터 자신의 학생들에 대한 피드백을 도출하고자 한다면 그들의 전문분야나 관련된 정보 영역에 한

정해서 요구해야만 합니다. 예를 들면 의사들에게 의료진의 구성원으로서 간호 대학생의 역할에 대해 조언해 줄 것을 요청하는 것은 적절하지만 간호 진료에 대해서 충고를 부탁하는 것은 부적절할 것입니다.

학교 수가 늘어남에 따라 학생들은 지역 병원에서 배우고 실습하는데에 많은 시간을 보내게 됩니다. 어떤 학교의 경우 학생들의 교육에 밀접한 관련이 있는 지역 병원의 지도자와 구성원들이 학생들의 수행에 대한 평가에 직접 관여하기도 합니다(Kaufman 1985; Schmit, Magzoub, Feletti, Nooman & Vluggen, 2000). 표준화환자와 다른 학생들로부터 피드백을 도출하는 것에 대해서는 이후에 논의하겠습니다.

반성적 사고와 피드백을 가능하게 해줄 수 있는 방법들을 규정하거나 만들어야 한다

학습자들이 반성적 사고를 할 수 있도록 도와주기 위해서는 그들이 겪었던 경험에 대해 충분히 이야기할 수 있는 질문들이 수반된 방법을 고안해야 합니다. 만약 여러분이 학습자들의 반성적 사고를 할 수 있는 질문들을 많이 가지고 있다면 체크리스트를 작성해보십시오. 예를 들면 이러한 체크리스트는 학습자들이 환자를 진료하고 난 이후에 사용할 수 있는데 다음과 같은 내용들이 포함될 것입니다. "내가 시행하려고 했던 것들을 미리 환자에게 설명을 했던가?", "내가 환자에게 질문을 할 기회를 줬던가?", "진료 과정 중에서 어떤 놀란 만한 일은 없었던가, 그럴 경우 나는 그것들을 어떻게 대처했던가?"

학습자들이 행한 것에 대해 스스로 보다 깊은 평가를 하도록 하려면 태도와 술기 그리고 그들이 더욱 성장할 수 있는 다른 역량들과 연계된 평가 양식들을 사용해야 합니다. 교육자들과 학습자들이 동일한 점검 및 평가 항목으로 작성된 체크리스트 양식을 사용하는 것이 도움이 될 것입니다. 여기에는 학습자들이 환자에게 적극적으로 귀를 기울이도록 하는 내용을 포함시킬 수 있습니다. 여러분과 학생들이 각자가 체크리스트를 평가하고 난 이후에 학생으로 하여금 자신이 평가한 것과 당신이 평가한 것을 비교하도록 해보십시오. 이를 통해 학생들은 자신의 평가에 대해 스스로 피드백을 제공할 수 있을 것입니다.

학습자들에 대한 이러한 평가 항목의 내용들은 그들의 동료들, 다른 의료진들, 그리고 지역 병원의 지도자들에게도 적용하도록 해서 학생들의 반성적 사고와 피드백을 이끌 수 있습니다. 이들로 하여금 조언을 줄 만한 평가 항목에 대해서만 언급하도록 하고 시기적절하게 피드백을 제공하도록 안내해야 합니다. 이는 제공하려는 피드백의 내용과 방식이 성적을 부여하거나 교육자의 권위를 발휘하는 것이 아니라 다른 무엇보다 학생들에게 실질적인 도움이 되도록 하는 데에 초점을 두는 것이기 때문입니다.

주의

만약 여러분이 학생들에게 이러한 평가가 단지 피드백을 제공하기 위한 것이라고 이야기를 했다면 이러한 피드백을 위한 평가를 그들의 성적에 반영시켜서는 안됩니다.

👥 학습자들의 수행을 녹화한 비디오 활용을 고려하라

학습자들에게 반성적 사고를 촉진하고 피드백을 제공하는 데에 매우 효과적인 전략은 그들이 환자를 볼 때와 같이 실제 과업 수행을 녹화하는 것입니다. 스포츠 코치는 운동 선수의 연습이나 경기 영상을 녹화해서 다시 살펴보는 것이 매우 효과적이라는 것을 오랜 경험을 통해 알고 있습니다(McCallum, 1987). 의료전문직 분야에 종사하면서 교육자인 우리들은 비디오가 매우 유용하다는 것을 알고 있으며 그것을 보다 다양하게 활용하고 있습니다(Westberg & Jason, 1994b).

비디오 녹화를 이용하는 필요성이나 방법에 대해서는 많은 논쟁이 있습니다. 우선 학습자들이 실제 환자를 면담하는 과정에 여러분이 직접 참여하지 않는다는 것입니다. 또한 비디오 녹화가 학습자들로 하여금 다른 사람들이 자신을 보고 있거나 볼 것이라는 점을 인지하게 합니다. 그럼에도 불구하고 학습자들은 자신이 수행한 것에 대해서 다시 보는 것만으로도 다른 사람들이 그것에 대해 설명하는 것보다 더 많은 것을 얻게 됩니다. 녹화된 비디오는 여러분과 학습자들에게 일어났던 일에 대한 객관적 실체를 보여주기 때문에 세세한 내용을 설명하거나 동일한 사건에 대해 당사자들 간의 다른 기억들에 따른 논쟁을 하는 데에 시간을 낭비하지 않아도 됩니다.

녹화된 비디오를 통해 자신의 수행을 보는 것은 학습자들로 하여금 당시 상황에서 그들이 생각했던 것과 느꼈던 것을 떠올리는 데에도 도움을 줄 수 있습니다. 그들은 환자와의 상호작용이 있었던 부분에 대해서 다시 볼 수 있으며 주요 단계별로 나누어서 살펴볼 수 있습니다. 또한 환자의 행동이나 진술에 있어서 진단을 판단하게 된 결정적 부분을 자세히 확인할 수 있습니다. 이를 통해 그들이 말했던 것과 수행했던 것에 대해 반성적 사고를 할 수 있으며 이 과정에서 당시 상황에서 그들이 할 수 있었던 또 다른 행동이나 대화 방식들을 고려하면서 앞으로 환자 진료에서 그들의 접근방식에 대한 레퍼토리를 보다 풍성하게 할 수 있습니다.

최근 대부분의 학교들이나 교육프로그램을 운영하는 곳에서는 환자들과 상호 작용하는 것을 녹화하는 장비들을 갖추고 있습니다. 만일 여러분의 학교나 프로그램이 이러한 장비를 갖추지 못했다면 그다지 비싸지 않은 가정용 캠코더 사용을 고려해보시길 바랍니다.

반성적 사고를 함양시키기 위한 문헌들을 참고하라

일부 교육자들은 학습자들과 의료전문직 종사자에게 환자들의 이야기나 단편 소설, 시 그리고 소설 중에서 질병을 겪고 있는 환자의 경험, 환자를 돌 본 사람들의 경험, 환자와 의료 전문직 종사자들 간의 상호 작용들을 묘사한 내용들을 발췌하여 읽도록 하는 데에 열성입니다. 이러한 문헌들을 읽고 반성적 사고를 함으로써 학습자들이 환자와 다른 의료전문직 종사자들의 세계를 보다 가까이 느끼도록 해주며 그들의 노력에 대해 보다 더 감사해하며 자신의 환자들에 대해 더욱 감정이입을 할 수 있게 해주는 것과 동시에 그들 자신의 감정을 더 잘 이해하고 새로운 상황에 대해서 대안적인 접근들을 가능하게 해줍니다(Charon, et al 1995; Shapiro & Lie 2000). 학습자들이 환자의 경험에 대한 문헌을 읽고 난 이후에 여러분은 "환자의 입장에서 세상을 어떻게 바라보는 것 같니?", "그 상황에서 환자의 행동을 어떻게 설명할 수 있을까?"와 같은 질문으로 학습자와 대화할 수 있습니다(Shapiro & Lie 2000). 이러한 대화를 통해 학습자들로 하여금 환자들을 떠올리게 하고 특별히 가슴 아프거나 도전적이었던 상황에 대해 반성하고 싶도록 유도할 수 있을 것입니다.

🧑‍🤝‍🧑 예술 작품에서 학습자들이 자신의 경험을 표현할 수 있도록 고려하라

예술 작품 활동을 통해 자신의 경험에 대한 느낌이나 인식을 표현하도록 하는 것은 학습자로 하여금 그들의 경험을 보다 풍부하고 반성적 사고를 보다 세부적으로 할 수 있게 해줍니다. 학습자들이나 실무자들로 하여금 그들의 수행에 있어서 실제 환자와 있었던 이야기들을 세밀히 뒤돌아보게 한 뒤에 시나 음악, 글쓰기, 조각 혹은 춤과 같은 예술적 표현을 통해 그것에 대한 의미를 부여하도록 해보십시오. 학습자들이 스스로 예술적 표현을 시도하고 경험하다 보면 이전까지의 전통적인 교육이나 접근방식으로는 반성적 사고를 하는 것이 어렵다는 것을 발견하게 됩니다(Schoenhofer, Personal Communication, November 2000; Boykin & Schoenhofer, 1991, 1993). Shapiro & Lie(2000)는 "창조적 글쓰기는 전적으로 어떤 대상이나 상황, 예를 들어 환자의 삶에 대한 상상과 같은 것을 통해서 감정이입과 유연한 마음을 갖게 해준다"고 강조합니다. 그들은 전공의들이 '어려운' 환자에 대해 간단한 시나 글을 쓰면서 그들 중에서 일부가 환자의 질병 경험에 대해 새로운 통찰력을 가지게 되는 것을 확인했습니다. 심지어 이들 중 일부는 이러한 환자들과 보다 효과적으로 일할 수 있는 새로운 아이디어를 찾게 되었다고 보고합니다.

학습자 준비시키기

아래에 제시하는 대부분의 단계들은 교실이나 임상 상황에서 일대일이나 집단으로 학습자들과 일을 할 때에 적용한 것입니다. 모든 상황에 대해서 이러한 예를 적용할 수는 없지만 원칙과 전략 그리고 여러분이 가르치는 상황에서 그것들을 어떻게 적용할 것인지에 대해서 충분히 생각할 수 있도록 해줄 것입니다.

만약 여러분이 학습자들과 일대일로 일을 하게 된다면 거의 대부분의 내용을 한 번에 준비시킬 수도 있을 것입니다. 하지만 한 그룹과 함께 한다면 학습자들이 서로의 학습을 증진시키고 피드백을 제공할 수 있도록 단계별로 준비시키는 것이 오히려 바람직합니다. 이와 관련된 추가적인 단계에 대해서는 제 7장에서 다룰 것입니다.

학습자들은 각각의 다양한 경험들을 가지고 있으며 반성적 활동과 피드백에 대해 편안하게 느끼는 방식도 각기 다릅니다. 하지만 만약 학습자들이 반성과 피드백에 대해 새롭게 여기거나 혹은 이에 대한 실제 경험에 앞서 부정적인 태도를 가지고 있다면 다음과 같은 단계들을 통한 별도의 노력을 통한 준비가 필요할 것입니다.

신뢰 쌓기

학습자들이 자신의 일에 대해 정확하게 반성적으로 사고하도록 돕기 위해서는 우선 그들로 부터 신뢰를 얻어야 합니다. 교육자를 신뢰하지 않는 학습자들은 자기 자신에 대해서 관찰하지 않으려고 할 것입니다. 설령 그들이 자신의 필요에 대해 좋은 통찰력을 가지고 있다고 하더라도 교육자가 그들을 지지하고 도울 수 있다는 것을 확신할 수 있어야 자신의 관심사나 염려를 나누려고 할 것입니다.

피드백을 받는 데에 있어서 불쾌하거나 심지어 굴욕감을 느낀 경험들을 가지고 있는 학습자들이 의외로 많기 때문에 이들과 어느 정도의 신뢰를 쌓는 것이 좀처럼 쉽게 그리고 빠르게 일어나지 않습니다. 학생들이나 전공의들과 가능한 빨리 신뢰 관계를 형성하기 위해서는 우리가 진심으로 그들을 돌봐주고 염려하는 마음에서 피드백을 제공한다는 것을 보여줄 필요가 있습니다. 학습자들이 피드백을 받기를 원한다면 교육자가 이를 위한 역량을 갖추고 있으며 도움이 되는 피드백을 제공하는 신뢰할 만한 자원이라는 확신을 그들에게 주어야 합니다. 이러한 과정에 시간이 걸리고 인내가 요구됩니다. 이번 장과 다음 장에서 다루어지는 일부 단계들이 이러한 신뢰를 형성하는 데에 도움을 줄 것입니다.

만약 여러분이 한 번에 한 학생보다는 한 그룹의 학생들에게 피드백을 제공하고 반성적 사고를 함양시키고자 한다면 이들 모두에게 신뢰를 얻어야 하기 때문에 더욱 어려운 일이 될 것입니다(이에 대해서는 제7장에서 다룰 것입니다).

학습자들의 이전 경험과 자기 평가를 포함한 반성적 활동을 수행하는 과정에서 편안한 정도를 알아보자

환자 진료를 할 때 응급 상황이 아니라면 첫 만남에서부터 곧바로 수술을 시작하지 않습니다. 환자에게 필요한 것과 관련하여 우리가 어떠한 말을 하고 행위를 할 것인지를 결정하기 위해서는 우선적으로 정보를 수집해야 합니다. 이와 동일하게 교육적 만남에서도 학습자들이 우리가 그들에게 초점을 두고 계획하고 있는 것에 대해 어떠한 태도와 경험들을 가지고 있는지를 알아가는 데서 시작해야 합니다. 다음은 이와 관련하여 고려해볼 수 있는 '진단적' 질문입니다.

- 자네는 환자와의 경험에 대해서 지금까지 체계적으로 반성해본 적이 있는가? 그렇다면 그것은 어떠한 경험이었는지 말해 줄 수 있겠나?
- 자신의 수행에 대해서 평가를 해 본 적이 있는가? 만약 그렇다면 어떤 방식으로 평가했는지 이야기해 주겠나?
- 자네 스스로에 대한 평가가 자신의 술기들을 발전시키는 데에 도움이 된다고 생각되는가? 그 이유와 방법에 대해서 말해 줄 수 있을까?

많은 학습자들이 자신의 수행에 대해서 체계적인 반성을 해보지 못하였고 그것을 시작하기 위한 준비도 되어 있지 않습니다. 그들에게는 여러분의 안내와 격려 그리고 인내가 필요합니다.

학습자들로 하여금 자기 평가를 포함하여 반성의 이유와 그것의 중요성 그리고 유익함을 알도록 이끌어라

앞서 1장에서도 이와 관련된 논의들이 있었습니다. 예를 들면 학습자들이 반성적 실천가가 되어야 하는 이유가 임상 의사나 전문직의 실무자로서 그들이 지속적으로 역량을 갖추어 가기 위해서이며, 이는 무엇보다 스스로에 대한 보다 명확한 자기 비판적 능력에 달려있기 때문이라는 것을 인식시키는 것이 중요합니다.

👥 반성적 사고, 특히 자기 평가에 대해 방해가 되는 것을 살펴야 한다

우리는 제3장에서 반성적 사고를 하는 데에 장애물이 되는 것에 대해 규정했습니다. 자기 평가에 대해 낯선 학습자들과 대화하는 데에 한 가지 잠재적인 장애물은 그들이 혼란스러워하고 실제로 도움이 필요한 영역에 대해 자신이 드러나는 것과 그것이 좋지 않게 사용될 수 있다는 우려입니다. 만약 반성적 사고를 함양시키고자 하는 교육자가 학습자들의 성적을 평가하는 데에 관여한다면 이와 같은 잠재적 장애물은 매우 중요한 문제입니다. 결과적으로, 여러분이 그들의 수행에 대해 어떤 평가를 하게 될 경우 진솔해질 것을 추천합니다. 또한 그들이 자신의 학습에 대해 필요한 정보를 제공해 주는 것이 교육자로 하여금 그들이 필요로 하게 될 역량들을 개발하기 위한 계획을 구성하는 데에 도움이 된다는 것도 알려주어야 합니다. 만약 여러분의 프로그램이 학습자들로 하여금 자기 평가를 잘 하고 그에 대한 보상을 얻도록 계획한다면 그들은 자신의 필요에 대해 보다 개방적인 태도를 가져야 할 명분을 얻게 됩니다. 만약 프로그램에서 이러한 술기를 평가하는 데에 직접적인 이유를 제공하지 않고 있다면 이에 대한 필요성을 드러낼 수 있도록 수정 보완할 것을 권장합니다.

👥 자기 평가를 포함한 반성적 사고의 모델을 보여라

반성적 사고를 설명하는 가장 설득력 있는 방식이자 학습자로 하여금 그것의 유익함에 대해 확신을 갖도록 도와주는 방법은 그들에게 여러분 자신이 하고 있는 것을 직접 보여주는 것입니다. 예들 들면 여러분이 직접 맞이하고 있는 어려운 환자의 진료 상황과 그에 대한 여러분의 생각과 느낌들에 대한 반성을 학습자들과 논의하는 것입니다. 그리고 여러분의 문제에 그들도 반성적 사고를 해보도록 유도하는 것입니다. 이를 기반으로 그들에게 환자와 상호작용하는 것을 녹화하여 반성을 해보도록 요구할 수 있으며, 당신이 환자와 상호작용하고 있는 비디오의 일부를 발췌하여 그들과 함께 보면서 시작할 수도 있습니다. 만약 여러분이 임상의사가 아니라면 고유 직무를 수행하면서 반성적 사고를 어떻게 활용하는 지에 대해서 간단하게 설명하는 것도 좋은 방법입니다.

🧑‍🤝‍🧑 학습자들이 그들의 경험에 대해 반성하는 것과 여러분의 피드백을 받는 것이 어떤 상황에서 가장 편안할 수 있는지에 대해서 대화하라

우리들 대부분이 자신의 수행에 대해 비판을 받거나 부정적인 피드백을 받는 것, 특히 교육자들과 함께 다른 사람들이 있는 상황에서는 더욱 불편해한다는 것을 인정해야만 합니다. 여러분이 하고자 하는 대화가 가능한 편안한 분위기에서 이루어지길 원한다는 것을 학습자들에게 알려주어야 합니다. 학습자들에게 그들과 함께 직무를 수행하는 데에 영향을 미칠지도 모를 자기평가나 피드백에 대해 어떤 특별한 긍정적 혹은 부정적 경험을 가졌는지를 물어보십시오.

학습자들이 편안해질 수 있도록 하기 위해서 여러분이 원하는 단계들을 기술해보십시오. 예를 들어 그들에게 민감한 주제에 대해 이야기를 하기 전에 여러분이 다른 것에 방해받지 않을 때까지 기다리겠다고 말해줄 수 있습니다. 또한 그들이 당신으로부터 피드백을 받는 데에 부담감을 느끼거나 미루기를 원한다면 이야기해달라고 말해줄 수 있습니다. 학습자들로 하여금 자기 평가를 포함한 반성적 사고를 하는 교육과정에 대해서 가능한 편안하게 느낄 수 있는 다른 방법들도 고려해보십시오(집단을 대상으로 편안함을 제공할 수 있는 방법들에 대해서 7장에서 다룰 것입니다).

학습자들은 반드시 피드백이 필요하기 때문에 설령 그들이 이전에 부적합한 피드백을 통해 상처를 받았다고 해서 이를 무작정 보류해서는 안됩니다. 오히려 여러분은 그들에게 필요한 것에 대해 그들 스스로 더욱 민감해질 수 있도록 할 수 있습니다. 더욱이 이러한 학습자들과 함께 일을 수행하면서 그들로 하여금 피드백을 보다 더 잘 받도록 할 수 있으며 나아가 그들 스스로 피드백을 요청하게 할 수도 있습니다. 앞서 강조해왔듯이 학습자들로 하여금 반성적 사고를 위한 체계적인 전략을 시도하는 데에 자기 평가라고 하는 것을 도입하게 되면 당신이 해야만 할 부정적 피드백의 많은 부분을 줄여주고 때로는 필요 없게도 해 줄 것입니다.

👥 환자와 함께 있는 상황에서의 반성적 사고와 피드백의 방식에 대해서 이야기 하라

우리들 중 많은 이들이 환자가 있는 상황에서 이들에 대한 교육자의 무감각한 가르침과 관련한 끔찍한 이야기를 듣거나 목격했습니다. 이러한 무감각한 가르침은 환자의 침상뿐만 아니라 외래 진료실, 교실이나 세미나실에서도 일어납니다. 사실 너무나도 자주 환자들은 인간이 아닌 대상으로 취급됩니다.

환자의 복지는 어떤 상황에서나 최우선으로 고려되어야 합니다. 여러분과 학습자들은 다음과 같은 적절한 전략을 함께 마련해야 합니다.

- 환자들에게 제안하고 동의를 구하는 것에 대한 충분한 정보를 제공하기
- 환자가 이해할 수 있는 언어 사용하기
- 환자의 신체와 상태에 대해서 학습자에게 가르칠 때에 환자들도 함께 교육시킬 수 있는 방법을 고려하기
- 환자를 독려하여 여러분이나 학습자가 말하거나 행한 것에 대해 애매해 하거나 혼돈되는 것이 무엇인지를 스스로 말할 수 있도록 유도하기
- 불필요하게 환자를 불편하게 할지도 모르는 어떤 주제에 대한 대화에 대해서는 비밀을 유지하기

환자를 진료하는 상황에서 여러분과 학습자들이 환자가 없는 곳에서 의논하자는 의도를 전할 수 있는 둘 사이의 미묘한 신호를 가지고 있는지 생각해보십시오. 하지만 분명 심각한 주제일지라도 환자가 있는 상황 혹은 환자와 함께 대화할 수 있다는 것을 기억하십시오. 사실 교육자와 학습자들은 그들의 환자들 중에서 예민한 환자에 대해서는 환자와 함께 어떤 주제에 관해 대화하는 것 자체를 꺼리게 되는데 이러한 대화가 그 환자를 오히려 더 힘들게 하며 또한 마땅히 이들을 돌보는 것이 우리의 직무임에도 스스로에게 이를 감당할 수 없는 것이라고 여기게 만듭니다.

만약 환자가 있는 상황에서 환자에게 적합한 이해를 제공하고 적절한 참여를 유도하면서 학습자들에게 보다 실질적인 이해와 술기의 확장을 제공하는 구성적 학습이 일어난다면 학습자들은 여러분이 환자들과 그들의 관계에 대해서 협력자라는 것과 필요할 경우 자신들에게 대해서도 구성적인 안내를 제공한다는 것을 알 게 될 것입니다. 다음 장에서는 이와 관련된 방법들에 대해서 다룰 것입니다.

결론

효과적인 의료와 마찬가지로 수준 높은 가르침은 사려 깊은 준비와 함께 사전 예방을 위한 많은 주의를 포함합니다. 이 장에서 정리한 많은 준비와 예방을 위한 단계들이 여러분의 교육적 접근 방식에 아직 마련되어 있지 않다면 일상에서 완전히 적용되기 까지 한 번에 한 가지씩이라도 주목하여 접목시키기를 권합니다. 첨부한 두 가지 체크리스트가 여러분이 이러한 단계들을 접목시키는 데에 도움을 줄 것입니다.

!

교육자 자신과
학습자들을 준비시키기

교육자가 준비해야 할 자가 점검 체크리스트

☑

나는 …

☐ 자기 평가를 포함하여 반성적 사고에 대한 태도와 나의 경험들에 대해서 성찰하고 있는가?

☐ 나의 경험에 대해서 피드백을 주고 받으며 반성하는가?

☐ 내가 담당하는 프로그램의 학습 목적에 대해 나 자신이 명확한지 확인하는가?

☐ 학습자들에게 필요한 수행들을 해볼 수 있도록 기회를 제공하는가?

☐ 학습자들이 나와 함께 실습이나 직무를 수행하는 동안 그들이 발전시켜야 할 역량들을 제대로 발휘하고 있는지를 관심있게 살피는가?

☐ 가르치는 데에 있어서 반성적 사고와 피드백을 포함한 교육방식을 모색하는가?

☐ 학습자들과 일대일로 이야기 할 주제나 상황을 명확히 하고 있으며 이를 위한 공간을 모색해 놓았는가?

☐ 학습자들이 다른 사람들의 경험으로 부터 피드백을 받을 수 있도록 고려하는가?

❑ 반성적 사고와 피드백을 도울 수 있는 양식들을 고안해 놓았는가?

❑ 학습자의 수행을 비디오 녹화하여 활용하는 것을 고려하는가?

❑ 반성적 사고와 활동을 함양시키기 위한 문헌 활용을 고려하는가?

❑ 학습자들로 하여금 그들의 경험을 예술 작품으로 표현할 수 있도록 하는 기회를 마련하는가?

학습자들을 준비시키기 위한 체크리스트

☑

나는 …

☐ 학습자와 신뢰를 쌓고 있는가?

☐ 학습자의 사전 경험을 확인하고 자기 평가와 반성에 대해 편안함을 갖게 해주는가?

☐ 학습자들에게 자기 평가를 포함한 반성이 그들에게 왜 중요하고 도움이 되는지를 알아갈 수 있도록 해주는가?

☐ 반성, 특히 자기 평가에 대해 방해물이 무엇인지 알아보고 있는가?

☐ 자기 평가를 포함한 반성적 사고를 하는 데에 나 자신이 모델이 되고 있는지 성찰하는가?

☐ 학습자들이 자신의 경험에 대해 반성하는 것과 나의 피드백을 듣는 것에 있어서 최적의 상황이 어떤 것인지에 대해서 학습자들과 이야기를 하는가?

☐ 환자가 있는 상황에서 반성과 피드백을 제공하는 방식에 대해서 이야기하는가?

!

교육자 자신과
학습자들을 준비시키기

여기서 반성적 사고 또는 성찰은 단순히 현재에서 멀리 떨어진 지내온 과거의 경험을 뒤돌아보는 것이 아니다. 자신에게 주어진 경험을 의미있는 것으로 성장하기 위한 것으로 만들기 위한 노력이다. 그것은 목표나 과업을 잘 수행하기 위해 경험의 전반적 과정을 계획하고 진행하는 과정에서 조율하는 것이자 끝난 이후에 이를 뒤돌아보고 자신의 전반적 경험을 기준으로 가치를 평가하고 다음의 경험에 대한 의지와 전략을 도출하는 일종의 파노라마적 사고 양식이다.

이를 위해 이전 경험을 구조적으로 뒤돌아보고 준비하며 경험이 진행되는 과정에서 무엇을 고려해야 할지 그리고 일련의 과정이 끝난 경험 이후에 어떤 것들을 살펴야 한다.

CHAPTER 5

반성적 사고 함양시키기

Fostering Reflection

5 반성적 사고 함양시키기

앞 장에서 우리는 여러분 자신과 학습자들로 하여금 교실, 지역 병원, 환자 진료 상황에서 경험에 대해 반성할 수 있도록 돕기 위한 과정들에 대해서 논의했습니다. 이를 위한 단계들은 반성적 사고를 함양시키는 것과 피드백을 제공하기 위한 공간과 시간, 수단들을 포함하고 있습니다. 또한 학습자들의 반성적 사고와 피드백에 대한 태도와 경험들을 확인하고 가능한 그들이 반성하는 것과 피드백을 받는 경험이 연계가 될 수 있도록 하는 것이 중요하다고 강조했습니다.

이 장에서는 여러분의 학습자들이 자기 평가를 포함하여 반성적 사고를 함양시킬 수 있는 방법들에 대해서 초점을 맞추고자 합니다. 학생들과 전공의들이 서로의 반성을 함양시킬 수 있는 방법들에 대해서는 제 7장에서 살펴볼 것입니다.

여기에서 저희는 한 명 혹은 더 많은 학습자들이 학습 경험 이전, 과정 중, 그리고 그 이후의 단계들로 구분하여 보여주고자 합니다. 일반적으로 여러분과 함께 일하는 학습자들에게 매번 이와 같은 모든 단계들을 적용할 시간이 사실상 없습니다. 하지만 다양한 상황에서 학습자와 함께 일할 때에 설명할 수 있는 주제들에 대해서 떠오르게 해 줄 것입니다.

여기에서 저희는 반성적 사고와 피드백을 대화의 부분으로서 간주합니다. 어떤 하나의 경험을 통하여 여러분은 학습자들을 처음으로 체계적인 반성적 사고를 하도록 이끌 수 있습니다. 학습자로 하여금 가능한 많은 것들을 그려보게 함으로써 약간의 피드백도 줄 수 있을 것입니다. 여러분이 제공한 피드백이 학습자들로 하여금 더 많은 반성을 하도록 이끌 수 있으며 이를 통하여 더 많은 피드백을 제공할 수 있는 기회들을 가지게 될 것입니다.

경험 이전

👥 미리 선정된 학습 목표에 대해 논의하라

여러분이 가르치고자 하는 과정이나 임상적 경험에 있어서 학습 목표가 이미 전제되어 기술되어 있다면 학습자들이 당신과 함께 실습을 하거나 직무를 수행 하는 과정 동안 그들이 해야 할 것을 같이 확인하는 것이 중요합니다. 만약 이러한 목표에 동맥혈 가스분압 측정이나 나쁜 소식 전하기 등과 같은 복잡한 술기가 포함되어 있다면 학습자들이 그러한 도전을 하는 데에 있어서 이전에 그들이 배웠던 내용과 관련하여 시범을 보이거나 보충 설명을 하면서 그들을 도울 수 있습니다.

우리들 대부분은 가치 있다고 여기는 목표에 대해서 더욱 최선을 다하게 되며 그것에 대해서 어떤 확실한 감을 가지게 됩니다. 학습자들이 실습교육에 대한 목표들 중에서 일부에 대해서는 가치를 느끼지 못하더라도 주어진 과업 중에서 최소한 한 가지 정도에 대해서는 가치있는 것으로 여길 것입니다. 가능하다면 그들로 하여금 이러한 목표에 대한 중요성에 대해서 제대로 인식할 수 있도록 해주어야 합니다.

학습자들로 하여금 자신의 목표를 설정하도록 독려하라

학습자들이 형식적인 교육을 받는 동안이나 졸업한 이후에도 그들의 직무나 다른 사람들의 피드백, 스스로의 발전에 대한 기대, 문헌 고찰이나 세미나를 통한 새로운 지식이나 전략에 대한 입문 등에 대해서 반성적 사고에 기반하여 스스로를 위한 새로운 학습 목표를 지속적으로 설정하는 것이 의료전문직 종사자의 자질로서 매우 중요합니다. 이를 위해 학교나 병원에서의 형식적 교육을 받을 때부터 미리 선정된 목표에 국한되지 않고 학습자들로 하여금 평생학습이나 자기주도적 학습습관 형성을 위해 필요한 것들을 부분적이더라도 실천해 볼 수 있는 목표들을 그들 스스로 설정하게끔 이끌어 주십시오. 만약 어떤 학생이 선택 과정으로 당신과 함께 한다면 거기에는 미리 규정된 학습 목표가 없을 수도 있는데 이때 목표에 대해 학습자와 함께 논의하는 것은 필수적 요소입니다. 학습자들이 자신의 목표들을 가지고 있는지를 확인하시고 있다면 그들로 하여금 직접 기술해보도록 하시고 그들의 수행 과정에서 여러분이 관찰한 것을 가지고 이야기를 나눈다면 자기 목표를 설정하는 것에 대해 고무적인 인식을 갖게 할 것입니다.

여러분이 학습자들과 함께하는 과정에 있어서 매번 학습 목표를 전달하고 확인하는 것이 실제적이지도 않거니와 심지어 불가능한 것이 사실입니다. 그에 따라 의료현장에서 환자를 보는 명확한 경험을 하는 실습 이전에 문제바탕학습이나 실습입문과 같은 과정에서 학습자들로 하여금 특별히 하고자 하는 것에 대한 학습 목표 한 두 가지를 스스로 정해보고 실천해보도록 하는 것이 좋습니다.

👥 학습자가 어디에서 시작하는 지에 대해서 평가하도록 이끌어라

학습자들이 학습 목표를 성취하기 위한 계획을 잘 세우도록 돕기 위해서는 여러분과 학습자들이 어디에서 시작하는 것인지를 아는 것이 중요합니다. 만약 여러분이 적은 수의 학습자들과 일을 한다면 그들의 경험과 하고자 하는 다양한 술기에 대해 편안하게 이야기할 수 있습니다. 만약 많은 수의 학생들이나 전공의들을 대상으로 술기의 적합성을 평가할 필요가 있다면 그들이 발전시켜야 할 술기들에 대한 평가 목록이 포함된 리스트를 작성하고서 이러한 술기들 각각에 대해 그들이 어느 정도 경험을 하고 숙달되었는지를 표시하라고 하는 것이 좋습니다. 학습자들을 사전 평가해보는 것은 그들의 수준에 대해 여러분과 그들 자신이 시작점을 확인하는 데에 도움이 될 것입니다. 평가가 어떻게 이루어지던지 간에 그 결과는 단순히 그들에 대한 꼬리표 달기나 성적을 매기기 위한 것이 아니라 여러분이 그들과 함께 일하는 데에 안내 역할을 하는 정보로서 이용되어야 할 것입니다.

👥 학습자들이 스스로에게 질문을 하거나 의문을 가질 수 있도록 독려하라

우리가 이전에 가지고 있는 경험이나 앎에 대한 구성적인 반성 활동은 어떤 과정을 수행하거나 목격할 때에 자연스럽게 우리 자신에게 질문들을 가지게 합니다. 전문가들은 숙련되어져 갈수록 그 사람이 수행하거나 다른 이들이 하는 것을 볼 때에 더 많은 의문들을 갖게 되는 경향이 있다고 합니다. 하지만 초보자들의 경우 교실이나 지역병원, 환자진료 상황에서 자신에게 해야 할 질문들을 구성하기 위해 안내가 필요합니다. 예를 들면 한 학생이 임상현장에 있다는 것과 그가 이제 반성적 사고를 하는 것을 배우고 있다는 것을 지각했다면 여러분은 그의 스쳐가는 생각들과 그가 경험하면서 느꼈던 것 그리고 여러 차례 환자들을 보면서 환자들이 생각하고 느낀 것에 대한 그들의 상상이 지속적으로 의식될 수 있도록 노력해야 한다는 것을 알려줘야 합니다. 만약 여러분이 문제바탕학습에서 한 집단을 지도하게 된다면 다음과 같은 질문들을 할 수 있습니다.

- 지금 시점에서 앞으로 영향을 미칠 수 있는 것에 대해서 이미 알고 있는 것은 무엇인가?
- 본인이 이번 사례에서 확인하고 배우고 싶은 학습 주제는 무엇인가?

(여기서 학습 주제라고 하는 것은 문제바탕학습에서 학습자들이 더 배우기를 원하거나 필요로 하는 확정되지 않은 질문들이나 주제를 말합니다.)

경험 과정 중

논의한 바와 같이 학습이 의미있게 이루어지려면 반성할 만한 가치있는 경험이 수반되어야 합니다. 교실에서 학습자는 어떤 해결해야 할 문제를 집단속에서 경험할 수도 있고 역할 놀이에 참여함으로써 혹은 교보재에 시술하는 것을 통해 맞이할 수 있습니다. 교실 밖, 임상 진료실이나 지역병원에서 학습자들이 하는 대부분의 경험들은 반성적 사고를 하기 위한 도약대가 되어야 할 것입니다.

만약 학습 경험에 환자들이 개입된다면 어떠한 일이 일어날 것인지를 설명하고 가능한 그들의 동의를 얻어라

대학병원과 같은 교육 환경에서 환자들은 그들의 진료 중 일부분이 숙련된 의사의 감독 하에 학습자들에게 제공될 수 있다는 것을 알고 있습니다. 그러한 이해가 많은 도움이 되기도 하지만 환자들은 여러분이나 학습자가 각자의 역할을 설명해주고 일어날 일들에 대한 교육적 내용들을 이야기 해 줄 때에 훨씬 더 편안해질 수 있습니다. 예를 들면 여러분이 학습자에게 미리 어떠한 술기를 시행할 것인지를 확인시킨 뒤에 환자에게 그 학생이 어떠한 임상수행을 할 것인지를 설명해주고 실제 수행 과정에서 무엇을 하고 있는지 여러분과 학생이 함께 분명하게 말해주는 것입니다. 또한 환자가 가지고 있는 의문이나 하고 싶은 이야기에 대해서도 기꺼이 들어주겠다는 것도 환자에게 알리는 것이 좋습니다. 이와는 다르게 만약 여러분이 개입하기 전에 학생이 환자를 검진하고 이야기를 나눈다면 그 학생으로 하여금 여러분이 해당 진료에 참여할 것이며 학생들을 감독하는 여러분의 역할을 환자에게 설명하게 할수도 있습니다.

🧑‍🤝‍🧑 학습자로 하여금 그들이 생각하고 수행하고 있는 것이 무엇인지에 대해 이야기 하도록 독려하라

여러분이 감독하고 있는 가운데 학습자들이 자신의 수행을 하면서 그들이 생각하는 것을 말하도록 하는 방법을 통해서도 활동 중에 반성적 사고를 할 수 있게 해주며 그 이점도 확인할 수도 있습니다. Arendt(1971)가 말한 '멈추고 생각하기'를 학습자들이 해 볼 수 있는 시뮬레이션에도 그 효과를 확인할 수 있다고 합니다. 특히 이러한 방식은 학습자들이 수행하는 동안 쉽게 말할 수 있는 간단한 처치를 하는 과정에 적용할 경우에도 효과가 좋다고 합니다. 물론 치료가 잘못될 경우 해로울 수도 있지만 여전히 여러분은 학습자들이 의도하고 있는 것을 크게 말해보라고 할 수 있으며 잠깐 멈추어 그들의 이러한 계획을 지지하거나 올바른 피드백을 제공해줄 수 있습니다.

🧑‍🤝‍🧑 필요시 학습자로 하여금 다른 접근들을 고려할 수 있도록 하라

어느 정도의 시뮬레이션이나 직접적인 진료를 통하여 학습자들이 다음 순서로 무엇을 하고자 하는지 말하고 난 이후 잠시나마 그들이 하고자 하는 것에 대한 이유를 설명하도록 할 수 있습니다. 어떤 경우에는 그들에게 다른 선택을 고려해보도록 제안할 수 도 있습니다. 설령 그들이 올바른 접근방법을 제시했다고 하더라도 이러한 방식으로 반성적 사고를 독려하는 것은 그들의 사고를 새롭게 하고 정례적으로 반성적 사고를 할 수 있는 심적 성향을 형성하는 데에 도움을 줄 것입니다. 하지만 어떤 진료적 상황에서는 그러한 변화를 위한 시간적 여유를 제공할 수 없기 때문에 그들에게 단순하면서도 즉각적인 피드백을 제공할 때도 있습니다. 예를 들어 만약 여러분이 한 학습자가 외과적 치료를 하는 것을 감독하고 있다면 올바른 피드백이 즉각적으로 필요하며 이러한 상황에서 학습자로 하여금 다른 대안적 접근을 고려하도록 반성적 사고를 위한 시간을 제공하는 것은 적절하지 않을 것입니다.

학습자와 환자가 어떤 정밀검사를 시행하고 치료계획을 세우고 난 이후에라도 여러분이 개입하여 그들에게 다른 선택을 고려해보도록 할 수 있습니다. 예를 들면 한 학생이 자신의 환자가 알레르기성 발진을 가지고 있다고 보고할 경우 여러분은 그러한 발견이 당뇨병에 의한 합병증으로 판단된다면 다음과 같이 이야기할 수 있습니다. "자네가 보고한 것에 따르면 알레르기성 발진으로 진단을 고려하고 있다는 것을 이해할 수 있네. 하지만 이와 같은 증상과 발견이 나타날 수 있는 또 다른 경우에 대해서도 생각해볼 수 있겠나?"

학습자들과 그들의 환자들과의 관계를 지지하라

학습자가 환자와 이미 이야기를 하고 있는 가운데 당신이 개입하게 될 때 그 환자는 시선과 관심을 학습자로부터 당신에게로 옮기려고 할 것입니다. 학생으로부터 돌아서서 당신에게 물으려고 할 것입니다. 이러한 상황에서 환자가 학생에게 계속 주목할 수 있도록 하는 데에는 여러 방법들이 있습니다. 환자가 당신에게 질문할 때 당신이 학생으로 하여금 대답하기를 원한다는 것을 암시하면서 말없이 학생 쪽으로 돌아서는 것입니다. 그 환자가 당신을 계속 보려고 하는데 눈을 맞추지 못한다면 거의 대부분 당신이 쳐다보고 있는 학습자에게 시선을 돌릴 것입니다. 그렇게 되면 학습자는 편안하게 대답하게 될 것입니다. 만약 이러한 당신의 말없는 신호가 충분하지 않다면 그 학습자에게 "자네는 어떻게 생각하는가?"라고 물어볼 수 있습니다. 가끔은 환자에게 당신이 직접 대답해주는 것이 적절할 경우도 있습니다. 하지만 일반적으로 학습자가 먼저 대답할 수 있도록 하는 것이 가장 좋습니다.

학습자가 타당하다고 여기지면 당신은 학습자와 그의 환자가 그들이 계획하는 방향에 대해서 당신이 지지한다는 것을 알게 해주고 양해를 구하고 계속 진행하도록 하는 것이 좋습니다.

경험 후

활동 중에 여러분이 학습자들과 상호작용을 하더라도 그들과 함께 했던 일에 대해서 당시 상황에서는 이야기하지 못한 것에 대해서 그 후에도 추가적인 도움을 제공할 수 있습니다. 만약 학습자가 표준화환자나 실제 환자와 상호작용하면서 당신이 원하지 않던 문제가 있었다면 그러한 경험이 끝난 이후의 대화는 특히나 중요합니다. 학습자들이 활동에 참여중일 때 여러분이 학습자와 상호작용을 하지 못했다면 그들이 반성적 사고를 할 수 있도록 하기 위해서는 이러한 사후 대화가 매우 중요합니다.

🧑‍🤝‍🧑 학습자 스스로 반성하도록 하는 것에서 시작하라

학습자들이 어떤 활동 중에 있는 것을 지켜보고 있다면 그것이 끝나자마자 피드백을 제공해 줄 수 있습니다. 하지만 앞서 제2장에서 설명한 바와 같이 이러한 접근 방식은 여러분의 생각에 의한 영향을 받지 않으면서 학습자들이 스스로 반성적 사고를 수행해볼 수 있는 값진 기회를 빼앗는 것입니다. 대부분의 사람들은 자신의 약점을 다른 사람들로 부터 듣는 것보다 스스로 확인하는 것을 편안하게 느낍니다. 우리가 학습자들의 반성적 사고와 스스로의 평가를 이끌려고 할 때 그들의 솔직함, 통찰력, 자신의 수행에 대해 정확하게 비판하고 반성할 수 있는 역량 등에 대해서 어느 정도 전문성을 갖추어가고 있는 지에 대한 진단적 정보를 얻어야 합니다. 이러한 정보들은 우리가 교육적 가르침을 제공할 때에 매우 중요한 것입니다.

🧑‍🤝‍🧑 학습자로 하여금 그들의 반응을 쓰거나 어떤 양식을 작성하도록 유도하라

학습자들에게 자신의 경험에 대해서 이야기하도록 격려하는 방식은 일반적으로 잘 통하는 방법입니다. 만약 여러분과 학습자들이 그들의 즉각적인 반성에 대해서 기록하고 싶다거나 혹은 일부 학습자들이 여기에 참여하고 있다면 학습자 모두에게 대화를 하기 전에 미리 그들이 처음 떠올랐던 반성적 사고에 대해서 써오라고 해보십시오. 그들은 자신의 마음에 처음 떠올랐던 것을 쓰거나 여러분은 이러한 글이나 질문들 혹은 그들이 작성한 평가 양식을 가지고서 그들의 반응을 이끌 수 있습니다. 특히 집단을 대상으로 할 경우에는 이러한 단계를 적용하지 않는다면 가장 먼저 이야기를 한 학습자를 제외한 나머지 학습자들은 그들의 첫 번째 생각에 접근하기 어려우며 잠재적으로 매우 가치로운 학습 기회를 져버리거나 잃게 될 것입니다.

다음 중 하나 혹은 그 이상에 대해서 학습자들이 반성적 사고를 할 수 있도록 이끌라

학습자가 가지게 된 전체적 인상

자유토론과 같은 방식은 학습자들이 그들의 경험에 있어서 예상하지 못했던 부정적인 것을 포함하여 자신의 감정과 생각들에 대한 전반적인 것을 알아차리게 도와줄 것입니다. 예를 들면 어떤 학생이 매우 체계적인 방식으로 환자와 상담하려고 준비했는데 그 환자와의 상담에 대한 첫 번째 반성적 사고는 다음과 같을 지도 모릅니다. "저의 환자는 자신이 진료를 받기 위해 얼마나 기다렸는지에 대해서 저에게 엄청 화를 냈습니다. 저는 그분에게 죄송하다고 말했지만 그분과 상담하는 것이 너무 힘들었습니다. 저도 너무 흥분해서 더욱 체계적으로 상담하려고 했던 처음 의도를 잊게 되었습니다."

✎ 새롭게 도출된 문제나 학습 목표

앞선 학생의 사례와 같이 실무 현장에서는 예상치 못한 문제가 도출되는 것이 그리 흔한 것은 아닙니다. 하지만 이러한 과정을 통해서 그 학생은 어떻게 그 환자로부터 정보를 도출할 것인지에 대해서 추가적으로 반성해야겠다는 결심을 하게 되고 왜 자신이 환자가 화내는 것 때문에 자신의 계획을 잊어버렸는지 그리고 추후에는 이러한 상황을 어떻게 보다 잘 처리할 것인지에 대해서 반성하려고 할 것입니다.

문제바탕학습에서 학생들은 종이로 제시된 사례에서 임상 환자의 증상이나 임상적 문제를 수행하고 자신이 속한 집단에서 아무도 답을 제시하지 않은 질문들을 학습 주제로 정합니다. 생산적인 경험은 혼란스러움이나 분명한 답이 없는 질문들, 그리고 새로운 관심 영역에서 일어날 수 있습니다. 학습자들로 하여금 호기심을 가지게 되는 것이 보다 성숙한 학습자의 지표 중에서 하나임을 알게 하십시오.

✎ 학습자들이 잘 수행한 것

반성적 활동을 통한 재검토의 과정들이 학습자들의 실제적인 문제 영역에서 벗어난 것에 초점을 두는 경우가 의외로 많습니다. 학습자들에게 앞으로 어떤 영역에 더 많은 주의가 필요한지에 대해서 인식시켜야 하지만 마찬가지로 그들이 어떠한 것을 잘하고 있는지에 대해서도 알게 해야 합니다. 만약 우리가 그들의 강점을 명확히 알 수 있도록 도와준다면 그들은 이러한 역량들을 스스로 유지하고 육성하며 강화시킬 수 있습니다. 의료 전문직 종사자가 되어가는 과정에서 고된 일들이 주어진다고 하더라도 우리는 학습자들에게 그들의 성취에 대해서 기분 좋게 느끼도록 그리고 그것을 깨달을 수 있도록 도와줄 부가적 의무가 있습니다. 학습자들은 자신 스스로에게 그리고 어떤 것을 수행할 때에 편안함을 느낄 때에 가장 잘 할 수 있으며 최상의 것을 획득할 수 있습니다. 재검토를 위한 시간에서 만약 어떤 학습자가 자신이 잘 한 것에 대해서는 무시한 채 오로지 자신의 잘못에만 치중하는 것으로 보이면 그 학생에게 스스로 수행한 것 중에서 잘 한 것 혹은 기분 좋았던 것에 대해 최소한 한 가지를 구체적으로 말해주면서 반성적 사고를 이끄는 것이 좋습니다.

✎ 학습자들이 생각했던 것

종이로 제시된 임상적 상황을 해결하거나 실제 혹은 표준화 환자를 대하면서 학습자들은 수많은 사고의 과정을 겪게 됩니다. 예를 들면 어떤 진단을 내리려고 할 때 결론에 도달하기 전까지 몇 개의 선택을 고려하고 진행하려고 할 것입니다. 가끔은 학습자들이나 실무자들이 잘못된 정보나 사고의 과정을 거치면서도 올바른 결론에 이를 때도 있습니다.

초보자들의 경우 환자 한 명을 돌보는 데에 압도되거나 자신이 생각했던 것이나 사고 과정의 순서에 대해서 인식하지 않은 채로 문제 해결에만 매달리는 것이 다반사입니다. 심지어 숙련된 학습자나 실무자들의 경우에도 자신의 사고 과정에 대해 충분히 인식하지 못하는 경우가 많습니다.

실무자들이 역량을 갖추고 이를 유지하기 위해서는 자신의 사고 과정에 대해서 비판적으로 반성하고 있는 지를 점검하고 이렇게 할 수 있는 습관을 형성하는 것이 필요합니다. 이를 통해서 자신의 사고 과정의 잘못된 점과 개선의 필요성을 확인하고 도움을 구할 수 있게 됩니다. 여러분은 학습자들에게 그들이 생각했던 것에 대해 넓게 반성해보도록 요구하는 것을 통해 이러한 습관을 형성하는 데에 도움을 줄 수 있습니다.

자신들의 경험을 비판하고 있는 학습자들을 관찰하고 있더라도 그들이 넓게 생각하지 못한다면 실제 그들이 했었던 생각이 무엇인지를 알아내기가 어렵습니다. 학습자가 어떤 생각을 하고 있었는지 궁금하다면 다음과 같이 질문해볼 수 있습니다. "자네는 환자가 통증이나 고통을 이야기할 때에 조용히 듣고 있었네. 그때 자네가 어떤 생각을 하고 있었는지 기억해볼 수 있겠나?"

앞서 언급한 바와 같이 이러한 일이 일어나는 상황을 비디오 녹화를 하면 당시 학습자들이 무슨 생각을 했는지를 떠올리는 데에 도움을 줄 수 있는 좋은 도구가 될 것입니다.

✎ 가능했던 선택들과 핵심 요소

학습자들이 스스로의 생각을 검증하도록 도울 때에 자신과 환자에게 가능했던 선택들로서 고려한 것들을 명확히 확인한 것이 중요합니다. Abraham Maslow는 "만약 당신이 가지고 있는 유일한 도구가 망치라고 한다면 당신이 보게 되는 모든 문제들을 못이라고 여길 것입니다"라는 말은 매우 유용한 지적입니다(Ellen Maslow, Personal Communication, 2000). 실무자들이 역량을 갖추기 위해서는 그들이 사용하기 위한 도구들이나 선택사항들을 풍성하게 갖추고 있어야만 합니다. 학습자들은 많은 전략들을 획득하고 각각의 상황에 적합하게 적용될 수 있는 조건들을 이해하는 것이 필요합니다.

문제해결, 면담, 상담 과정 및 환자를 진료하는 수행 과정 각각에 있어서 판단의 핵심 요소들이 있으며 반성적 실무자들은 이에 대해서 최소한 두 개 이상의 선택 사항들을 취할 수 있어야 합니다. 예를 들어 환자를 보는 데에 있어서 간단히 소개를 한 후에 다음과 같이 진행할 수 있습니다.

학습자   제가 무엇을 도와드릴까요?
환자   심한 두통을 앓고 있어요.

한 가지 선택은 개방형 질문을 계속 하는 것입니다.

학습자   두통이 어떤지 자세히 듣고 싶네요. 하지만 그 전에 제가 고려
         해야 할 다른 것도 있는지 말씀해 주시겠습니까?

이와는 다르게 개방형 질문을 하더라도 환자가 이야기 하고 있는 중심 문제에 관해 관심을 가지고 있다는 것과 그에 대해 더 많은 이야기를 듣고 싶다는 것을 암시하면서 고개를 끄덕이며 즉각적으로 "아~ 네." 라고 말할 수 있습니다. 혹은 좀 더 초점을 맞추어서 "환자분의 두통이 어떠한지 좀 더 자세히 말씀해주시겠어요?"라고 말할 수도 있습니다. 또한 "언제 두통이 시작되었나요?"와 같이 보다 명확한 초점을 둔 선택을 할 수도 있습니다.

이러한 예는 정보수집 과정에서 판단을 내리게 되는 지점을 보여줍니다. 실무자들은 환자와의 관계 유형이나 정보 제공의 양, 혹은 추천하려는 치료 계획을 선택하는 판단 지점에서 선택 가능성이 있는 여러 유

형들을 마주하게 됩니다.

거의 대부분의 선택한 판단들이 다른 것들에 비해 더욱 바람직합니다. 물론 어떤 경우에는 선택한 판단이 명확하게 하나일 경우도 있습니다. 하지만 환자 진료는 매우 복잡하고 독특한 맥락이 있기 마련입니다. 숙련된 반성적 실무자들은 때때로 근거에 바탕을 둔 추천 처방이 그들이 진료하는 환자의 독특한 배경에 딱 맞아 떨어지지 않는다고 보고합니다(Fisher, 1999).

여러분이 감독하는 이들이 이러한 복잡함을 해결하도록 도우려면 그들로 하여금 반성적 사고를 하고 있는 경험에 있어서 판단의 핵심 요소를 규정할 수 있게 이끌어야 합니다. 그 후에 그들이 하려고 하는 선택에 있어서의 장단점을 살피도록 하는 것입니다. 또한 다른 가능했던 선택들에 대해 반성하고 연구에 기반한 근거들을 참조하여 그것들의 장단점을 묻고 확인하도록 하는 것이 필요합니다(학생들을 집단 규모로 가르쳐야 할 때 어떻게 다른 선택을 고려할 수 있게 이끄는지에 대해서는 7장에서 논의하겠습니다).

✎ 학습자들의 행동에 영향을 미칠 수 있었던 가설, 가치, 선입견

제1장에서 학습자나 실무자들의 가설, 가치, 선입견이 환자를 진료하는 데에 어떻게 영향을 미치는지에 대해서 논의했습니다. 만약 여러분이 어떤 학습자가 인지되지도 않거나 검증되지도 않은 가설, 가치 혹은 선입견에 기반하여 치료하고 있다는 의구심이 생긴다면 다음과 같이 질문해 보십시오. "자네는 환자의 얼굴에 어떻게 타박상이 생겼는지에 대해서 더 필요한 질문이 없다고 생각한다고 말했네. 자네의 이러한 결정을 뒷받침할 수 있는 가정에 대해 생각해 볼 수 있겠나?"

✎ 학습자들이 느꼈던 것

의료를 제공한다는 것은 인지적인 과업 수행 이상의 것입니다. 제1장에서 논의했듯이, 학습자들과 실무자들의 감정이 환자들과 가족들, 동료들이나 다른 이들에게 영향을 미치기에 이러한 것이 오히려 감정을 이입하거나 필요한 것을 말하거나 수행하는 데에 방해가 될 수도 있습니다. 격한 감정에 불편함을 가지고 있는 실무자는 자신의 환자가 새롭게 발견된 유방종괴에 대해 울부짖기 시작하고 그 종괴가 악성일지 모른다고 두려움을 표할 경우 논제를 바꾸려고 하거나 잘못된 안심시키기를 제공할지도 모릅니다.

때때로 우리 모두는 객관적 상황에서 벗어난 격한 감정을 다른 이들에게 나타내기도 합니다. 이러한 반응들은 다른 사람들, 특히 가족 구성원이나 우리 삶에서 중요한 사람들과 함께 했던 이전 경험들과 관련이 많습니다. 자신의 할머니와 강한 정서적 유대를 가지고 있는 학습자의 경우 나이 많은 여성 환자의 임박한 죽음을 알리고 이를 대처하는 데에 어려움이 있을 수 있습니다. 진료팀 중에 치료 계획을 제안 한 동료가 자신이 어린 아이일 때에 종종 겁을 주었던 아저씨를 떠오르게 한다면 이를 수행하는 데에 어려움을 겪게 될 것입니다. 교육자는 학습자를 통찰력 갖춘 전문가가 되도록 그들이 현재 상황에서 적절하게 반응하지 못하는 원인에 대한 실마리를 찾도록 도와야 합니다.

학습자들도 자신의 감정이 환자와 함께 하는 데에 있어서 어떠한 문제의 실마리가 될 수 있다는 것을 이해할 필요가 있습니다. 예를 들면 우울중 환자들을 진료하는 동안 약간의 침울한 감정을 느끼는 것은 흔한 일입니다. 자기 지각이 명확히 있는 실무자들은 진단과 치료의 도구로 자신을 활용할 수 있습니다(Balint 1972; Novack et al 1997).

많은 의료 전문직 분야에서 공부하는 학생들은 자신의 감정보다는 생각들에 대해 이야기하는 것이 훨씬 편안하다고 느낍니다. 이들은 자신의 감정에 대해 이야기하고 싶어 하기 전에 그렇게 하는 것에 대한 이유에 대해서 이해할 필요가 있습니다. 어떤 학습자가 자신의 감정들을 잘 이해하지 못하고 이러한 감정들이 자신이 수행하는 진료에 부정적인 영향을 주는 것처럼 여길 경우 그 학생은 교육적 상황에서 제공하는 것보다 더 많은 도움, 즉 정신과 전문의의 도움이 필요할 것입니다.

✎ 환자나 혹은 그의 가족이나 친지가 생각하고 느꼈던 것에 대해 학습자들이 생각했던 것

임상 진료 과정의 주요 시점에서 환자가 생각하고 느꼈던 것이 무엇인지에 대해 학습자들로 짐작해보도록 하는 것은 그들이 환자의 필요에 대해 보다 민감해 질 수 있도록 하는 데에 도움이 됩니다. 학습자들이 이러한 지각의 타당성을 확인할 수 있는 방법들에 대해서는 제8장에서 다룰 것입니다. 이와 유사하게 만일 이러한 경험에 환자의 가족 혹은 친지와 같은 사람들이 포함되어 있다면 학습자들에게 그 사람들의 입장이 되어 보고 그들이 생각하거나 느꼈던 것을 상상해 보라고 하는 것은 다른 사람들의 관점에 대한 공감을 넓히는 데에 도움이 될 것입니다.

✎ 직무 수행에 있어서 학습자들에게 필요한 것

학생들뿐만 아니라 숙련된 실무자들도 수준 높은 진료 제공을 위한 학습이 끝없는 도전이라는 것을 알아야 하며 우리 교육자들은 그들 모두가 부족함과 필요한 학습이 있다는 것을 예상하고 있습니다. 학습자들이 자신의 직무를 수행하는 데에 필요한 것이 무엇인지를 명확히 알게 되었을 때 우리는 그들이 자기 지각을 하게 된 것을 축하해줄 수 있습니다. 하지만 주의를 기울여야 할 부족한 영역을 과도하게 많이 제안한다면 여러분은 그들에게 한 번에 모든 것을 해결하려 들지 말라고 충고해줄 수 있어야 합니다. 또한 그들에게 어떠한 영역이 즉각적인 주의가 필요하며 어떠한 것이 좀 더 나중에 보충해도 되는지를 결정하도록 도울 수 있어야 합니다. 만약 자신의 직무를 수행하는 데에 있어서 전혀 준비가 되어 있지 않다고 생각하는 학습자가 있다면 여러분에게는 정말 엄청난 도전거리가 생긴 것입니다. 여러분은 그야말로 시기적절한 피드백을 제공해야만 할 것입니다.

학습자들을 확장시켜라

학습자들이 자신이 수행한 것에 대해서 반성할 때 그들이 주목하지 못한 것에 대해서도 살필 수 있도록 도와주어야 합니다. 만약 교육자가 어떤 전공의가 환자와 상담하고 있는 동안 환자가 아닌 차트만 쳐다보는 것을 환자가 별로 기분 좋지 않게 여기고 있다는 것을 알게 되었다고 해봅시다. 그 교육자는 전공의가 자기 평가에 있어서 이러한 사실에 대해 언급하는 것을 단순히 잊어버린 것인지 아니면 전혀 인지하지 못하고 있는 것인지에 대해서 확인해 볼 필요가 있습니다.

혹은 학습자들로 하여금 다음과 같은 질문이나 언급을 통하여 그들이 최대한 멀리까지 생각할 수 있도록 독려할 수도 있습니다.

- "일단 시작은 잘한 것 같은데, 그 이외에 것에 더 이야기 해볼까…?"
- "그것, 참 훌륭한 통찰이네. 그렇다면 혹시 더 고려해봐야 할 것에 대해서 이야기해 줄 수 있겠나?"

학습자들의 관심을 끌어들이고 유지시키기 위해서 그리고 그들의 생각을 자극하고 확장하며 개선하기 위해서 다음과 같이 질문해 보십시오.

- "그러한 약을 처방하는 선택에 있어서 자네가 고려한 주요 요소들은 무엇인가?"
- "만일 그 환자가 중년이 아니라 십대라면 자네는 무엇을 제안하겠는가?"

한 번에 한 가지만 질문해야 합니다. 그들을 당황스럽게 하거나 그들을 붙잡는 질문들은 피해야만 합니다. 여러분이 밝히지 않은 가정이나 전제를 기반으로 답을 요구하는 식의 '내가 생각하고 있는 것을 추측해보렴'과 같은 질문들은 차라리 안하는 것이 좋습니다. 이러한 질문들은 도움이 안 될 뿐만 아니라 여러분이 얻어왔던 신뢰마저도 잃게 할 것입니다.

학습자들을 혼란스럽게 하거나 깔보는 듯한 질문들은 질문-대답 방식보다는 그들을 대화에 참여시킴으로써 바꿀 수 있습니다. "치료 계획을 제안하기 전에 자네가 알고 싶은 것들이 더 있는가?"라고 질문할 수도 있습니다. 만약 그 학생이 없다고 대답했는데 당신이 더 많은 정보가 필요하다고 생각이 들면, "나는 아직까지 충분하다고 생각되지 않는데… 다시 한번 생각해 보겠나?"라고 질문해볼 수도 있습니다.

일반적으로 이야기하기 보다는 질문을 하십시오. 질문을 제기한 후에 잠시 기다리면서 학습자들이 대답할 수 있는 충분한 시간을 주십시오(이러한 질문하기에 대한 더 많은 것들은 Westberg & Jason 1993을 참조하십시오).

👥 학습자들이 자신의 직무 수행을 반성하는 데에 필요한 개념들과 언어, 질문들을 확실히 습득하게 하라

학습자들이 반성적 사고를 하고 있는 경험의 종류와는 무관하게 우선적으로는 그들이 하고 있는 것에 대해 보다 명확하게 생각하고 이야기할 수 있도록 하는 도구들이 필요합니다. 예를 들어 환자의 신체검진을 위해서는 해부학적 용어와 내측 및 외측과 같은 위치에 대한 개념들이 필요할 것입니다. 또한 그들이 이용하고 있는 기구들의 이름과 같은 전문 용어들을 알 필요가 있습니다. 복잡한 인간 상호작용에 대해서 반성하고 이야기하기 위해서 그들은 개방형 질문과 폐쇄형 질문 또는 공감적인 것과 그 반대의 동정적 반응과 같은 개념에 대해 익숙해지는 것이 필요합니다.

만약 학습자들이 반성적 사고를 하기 위해서 어떤 도구들이 필요하다는 것을 알게 되었다면 그러한 도구들을 확실히 습득할 수 있도록 도울 수 있는 방법을 고안해보십시오. 예를 들어 표준화환자와 처음으로 상담한 것에 대해서 반성적 사고를 하기 이전에 당신과 같은 실무자가 환자와 상호작용하고 있는 비디오를 함께 보는 것을 고려해보십시오. 이것을 함께 보는 동안 도움이 될 만한 말과 개념들을 소개해주고 이러한 것들을 학습자가 연습할 수 있도록 해보십시오.

앞에서 학습자들이 경험을 통해서 배우는 동안 자신들에게 어떠한 질문들을 가져야 할 필요가 있다는 것을 살펴보았습니다. 그와 유사한 혹은 다른 질문들이 이후의 그들의 또 다른 경험들을 통해서 배우도록 하는 데에 유용하게 작용할 것입니다.

적합한 시기에 당신의 성찰과 피드백을 공유하라

학습자들이 어떠한 경험에 개입하고 있는 것을 목격하거나 혹은 그들이 그러한 경험에 대해서 설명하는 것을 들을 때 여러분은 그들과 공유하고 싶은 그 경험에 관한 관찰, 생각, 제안, 추정들을 가지게 될 것입니다. 그들이 이러한 것들을 가능한 시기에 스스로 발견할 수 있도록 도와주는 것을 추천합니다(이번 장에서는 이를 위한 몇 몇 방법들에 초점을 두겠습니다).

언급한 바와 같이 재검토 과정은 독백이 아닌 대화가 이루어질 때 최상의 수준이 됩니다. 학습자들의 기운을 북돋워 주는 말을 하고 난 이후에라도 그들이 언급하지 않았지만 여러분이 그들과 대화하고 싶은 어떤 주제가 있을 것입니다. 이것을 언제 그리고 어떻게 하는 지에 대해서는 다음 장에서 다룰 것입니다.

👥 학습자들의 반성과 자기 평가에 대해서 그들과 함께 반성적 사고를 하라

어떤 새로운 술기를 배울 때와 마찬가지로 학생들과 전공의들은 반성을 위한 술기를 개발하는 자신들의 과정들을 평가할 필요가 있습니다. 또한 여러분의 피드백도 필요로 합니다. 만약 학습자들이 반성적 사고와 자기 평가를 하는 것이 처음이라면 리뷰 세션의 마지막에 그들이 어떻게 했었는지를 스스로 평가하도록 해보십시오. 그 후에 자기 평가에 대한 피드백을 제공하십시오. 예를 들면, 자신이 진료한 방식에 대해 과도하게 비판적일 경우 여러분은 "나는 그 상황에 대해 자네가 평가하는 것과는 다른 관점을 가지고 있네"와 같이 다정하게 이야기를 시작할 수 있습니다.

앞에서 제시한 바와 같이 학습자들과 여러분이 각자 병렬평가 체크리스트로 평가한 후 두 개를 비교하는 것을 통해서 그들로 하여금 자기 평가를 제대로 수행하도록 도울 수 있습니다. 둘 사이에 발견된 차이점들은 학습자들의 자기 평가 술기를 논의하는 데에 좋은 출발점이 될 것입니다.

👥 자신에 대한 보다 균형 있는 관점을 갖게 하라

자기 자신과 직무 수행에 대해 과도하게 비판적인 학습자들은 스스로에게 보다 좋은 감정을 가질 수 있도록 해주어야 합니다. 그와는 반대로 자신의 역량을 과신하는 학습자들은 그들의 한계와 부족한 학습 수준을 깨달을 수 있도록 하는 도움이 필요합니다. 이 둘 모두 장차 전문직을 수행해야 하기 때문에 이를 위한 긴 과정의 양 쪽 끝에 위치한 학습자들 모두가 보다 정확한 자기 평가자가 되도록 도와야 합니다. 물론 학습자들에게 이러 저러한 문제나 한계가 있다는 것을 확인하고 이를 개선해주고 싶더라도 도저히 실현하기 어려운 목적을 위해 우리 자신에게 과도한 짐을 부과하지 않도록 주의해야 합니다. 우리가 교육자로서 사명을 다하기 위한 열정을 내더라도 학습자들과 함께 하는 한정된 시간과 교육과정을 통해서는 학습자가 가지고 있는 모든 개성과 어려움을 개선시키는 것이 쉽지 않습니다.

👥 학습자들이 배운 교훈과 추구하고자 했던 학습 문제를 명확히 하도록 이끌어라

학습자들의 자기반성을 함양시키고 여러분의 반성과 피드백을 제공하는 리뷰세션의 마지막 시점에 그들로 하여금 이러한 세션에서 교훈으로 삼고자 하는 핵심적인 내용 한 두 가지를 이야기하도록 해보십시오. 다른 사람들과 마찬가지로 학생들과 전공의들도 자신이 중요하게 여겼던 것들을 요약하고 강조할 때 그것을 오래 기억할 가능성이 높아집니다. 새롭게 습득한 지식과 술기들을 보다 더 확실히 유지하게 하려면 그들이 이제 막 배운 것들을 이미 알고 있었던 것과 연결시키고 특별한 상황으로부터 습득하게 된 것을 일반화할 수 있도록 도와야 합니다. 학습의 결과로서 그들이 앞으로 적절한 시기에 무엇을 이전과는 다르게 수행할 것인지에 대한 계획을 충분히 생각해 볼 수 있도록 도와주십시오. 이러한 교훈을 구체적으로 언제 어디서 적용할 것인지에 대해서 물어보십시오.

도출된 학습 문제가 정확하게 무엇이고 이를 어떻게 해결할 수 있는

지에 대해서도 질문하십시오. 예를 들면 어떤 학생은 해답 없는 문제를 해결하기 위해 MEDLINE을 검색할 것이라고 말할 것입니다. 필요한 경우에 학습자들이 가용한 자원을 알 수 있게 해주어야 합니다.

그들의 학습 문제와 이러한 문제들을 해결해 가는 방식에 대해 이야기 하는 것은 학생들과 전공의들이 학습이 진행되고 있으며 자신의 학습에 대해 책임이 있다는 것을 깨닫게 해줍니다. 이러한 대화는 학습자들과 함께 하는 여러분의 일의 장기적인 가치 측면에서 대단히 중요하기 때문에 여러분의 세션이 종료되기 전에 이를 위한 충분한 시간을 가지는 것이 좋습니다.

학습자들이 저널이나 다른 글쓰기 양식을 통해 반성할 수 있도록 독려하라

저널 쓰기는 학습자들이 자신의 직무 수행에 대한 반성을 진작시킨다고 합니다(Kobert 1995; Pololi, Frankel, Clay & Jobe 2001; Riley-Doucet & Wilson 1997). 환자를 볼 때 학습자들은 작은 노트나 독서 카드 혹은 심지어 노트북이나 손바닥 컴퓨터를 가지고 다니며 그들이 추구하려는 주제와 문제 그리고 개발시키고자 하는 역량 등에 대해 기록할 수 있습니다. 이러한 저널을 작성할 때에 특정 사건과 관련하여 보다 심도있는 반성과 감정들도 기술해보라고 독려해 보십시오. 어떤 교육자들은 학습자들에게 의미 깊었던 환자 진료 경험에 대해 간단한 내러티브를 써보게 하라고 추천합니다(Lichstein 1996).

결론

교육자로서 우리의 주요 과업 중의 하나는 학습자들로 자신의 환자 진료에 대해 정기적인 반성을 하는 실무자가 되도록 돕는 것입니다. 이를 통해 그들은 최선의 진료를 제공할 수 있습니다. 이를 위한 몇몇 단계들이 다음의 체크리스트에 요약되어 있습니다. 학습자들이 다른 관점을 제시할 수 있는 사람들과 함께 스스로를 평가하는 것이 대화의 일부가 되도록 해야만 합니다. 다음 장에서 교육자들이 대화의 일부로서 반성과 피드백에 제공할 수 있는 것에 대해 초점을 두고 살펴보고자 합니다.

학습 과정에서 반성적 사고 함양시키기

☑️

경험 이전에 나는 …

☐ 선정된 학습 목표에 대해 학습자들과 논의했는가?

☐ 학습자들이 자신들의 목표를 설정하도록 독려하였나?

☐ 학습자들이 이번 과정을 시작하는 데에 있어서 자신이 어느 정도의 준비가 되었는지에 대한 시작점을 평가하도록 이끌었는가?

☐ 학습자들이 준비가 되었는지 자기 자신에게 묻도록 격려하거나 준비가 되도록 어떤 제안을 했는가?

경험 중에 나는 …

☐ 만약 환자가 있는 상황이라면 무엇을 할 것인지 설명해주고 필요시 고지에 입각한 동의를 얻었는가?

☐ 학습자들이 생각하고 있는 것과 행동하고 있는 것에 대해 이야기를 나눌 수 있도록 권유하였는가?

☐ 필요시 학습자들이 다른 접근 방식을 고려하도록 도와주었는가?

☐ 환자에 대한 학습자의 위치나 입장을 환자 앞에서 인정하고 지지해주었는가?

의미있는 경험 이후에 나는 …

☐ 내가 먼저 충고를 하기보다 학습자가 스스로 반성적 사고를 하도록 이끌었는가?

☐ 학습자가 스스로의 느낌이나 반응에 대해 서술하거나 양식을 작성하도록 권유했는가?

☐ 다음의 내용 중에서 하나 혹은 그 이상을 학습자가 반성하도록 이끌었는가?

    ☐ 경험에 대한 그들의 전반적인 인상?

    ☐ 새롭게 떠오른 주제나 목표?

    ☐ 학습자들이 잘 수행한 것?

    ☐ 그들이 생각했던 것?

    ☐ 판단의 핵심 요소나 가능했던 선택들?

    ☐ 행동에 영향을 줄 수도 있었던 추정들, 가치들 혹은 선입견들

    ☐ 그들이 느꼈던 것?

    ☐ 환자나 그의 가족 및 친지들이 생각하고 느꼈을 것에 대한 학습자들의 생각?

    ☐ 직무 수행을 위해 필요한 것?

    ☐ 추구하고 싶었던 주제와 문제?

☐ 보다 넓게 생각해볼 수 있도록 이끌었는가?

☐ 학습자들이 자신의 직무 수행을 반성하는 데에 필요한 개념, 말, 질문들을 확실하게 획득할 수 있도록 했는가?

- ❑ 필요시 나의 반성과 피드백을 공유했는가?
- ❑ 학습자들의 반성과 자기 평가를 그들과 함께 반성했는가?
- ❑ 학습자들이 자신에 대해 더욱 균형 잡힌 관점을 가질 수 있도록 도왔는가?
- ❑ 학습자들이 배운 교훈과 추구하고자 했던 학습 주제들을 명확히 하도록 이끌었는가?
- ❑ 학습자들이 저널 쓰기나 다른 글쓰기 양식을 통해 반성하도록 독려했는가?

!

반성적 사고 함양시키기

"得天下英才 而教育之 三樂也(득천하영재 이교육지 삼락야)"

"천하의 영재를 얻어서 교육하는 것이 군자의 세 번째 즐거움이다."

열심히 가르치는 교육자들은 학생들의 학업 성취에 대해서 늘 불만이다. 또한 자신의 학생들에게 나름대로 필요한 만큼의 피드백을 제공한다고 생각한다.

어느 정도 교육받은 학습자들의 경우 질환에 관한 지식과 이해에 대해서는 실제 교육자가 아니라고 해도 다른 매체들을 통해서도 나름대로 보완이 가능하다. 하지만 임상적 상황에 대해서는 다르다. 각기 다른 병력과 통증 정도 및 병원과 의료진에 대해 각각이 다른 인식과 태도를 가지고 있는 환자를 대상으로 해야 하는 상황적 독특성 때문에 교육자의 직접적인 개입이 필요하다. 의학 관련 분야에 대해서 나름대로 열심히 공부하여 실습을 하게 되는 학생들은 현장에서도 분명 열심을 내고 있고 잘 하고 싶어 한다. 가르치는 자의 교육적 열심이 정말 이들을 위한다면 이들에게 어떻게 피드백을 줄 것인지에 대한 보다 체계적인 이해가 필요하다.

효과적으로
피드백 제공하기

Providing Feedback Effectively

6

효과적으로
피드백 제공하기

어떤 피드백 장치들, 예를 들어 온도 조절 장치는 '쌍으로 된' 피드백을 제공합니다. 여기서 피드백 신호들은 예측할 만한 변화를 자동적으로 일으키는데 가열 장치의 출력을 증가시키고 그 결과로 이상적 온도를 유지시키는 것입니다. 하지만 체중계, 연료계, 거울과 같은 대부분의 피드백 장치들은 필수적인 변화를 수반하지 않는 '분리된' 피드백을 제공하는데 그 이유는 이것을 받아들이는 수취자가 이러한 피드백을 어떻게 이용할지 어떤 것을 결정하는 것과는 전혀 무관하기 때문입니다(Porter 1982).

교육자가 학습자에게 주는 피드백은 분리된 것입니다. 교육적 피드백에 대한 학습자들의 반응은 자동적이지도 예측 가능한 것도 아닙니다. 어떤 학습자들은 이러한 피드백에 감사해하고 그것을 활용합니다. 이와는 다르게 잠시 동안 변화가 있다가 곧장 자신의 과거 습관으로 미끄러져 되돌아 가버리는 학습자들도 있습니다. 혹은 아예 처음부터 방어적으로 대하는 학습자도 있습니다. 또한 피드백을 제공해주는 사람에게 고마워하지만 그 사람이 지켜볼 때에만 변화된 행동을 하는 학습자들도 있습니다.

학습자가 어떤 술기를 획득 또는 개선하거나 습관을 바꾸는 것과 같은 변화를 지속하기 위해서는 피드백을 잘 받아들여야 하고 그러한 변화를 잘 이해하고 가치롭게 여겨야 합니다. 이러한 변화에는 학습자와 교육자가 경험동안 일어나는 것에 대해 그들의 반성을 공유하고 학습자가 수행해야 할 다음 단계에 대한 그들의 생각을 나누는 대화가 수반되어야 합니다.

앞 장에서는 학습자의 반성적 사고를 함양시키는 방법들에 대해서 살펴보았습니다. 학습자들이 반성적 사고에 대한 술기를 개발할 때 종종 우리가 그들에게 주고자 했던 바로 그 주제들 중에 일부를 떠올리게 될 것입니다. 이는 학습자들이 더욱 통찰력을 갖춘다는 것을 보여주는 즐거운 정황이 될 수 있습니다. 이러한 단계에서 이제 우리의 과업은 그들 자신의 평가에 대해 긍정적인 피드백을 제공하는 것입니다.

하지만 모든 학습자들이 이러한 대화를 할 준비가 되어 있는 것은 아닙니다. 일부 학생들은 어쩔 줄을 모르거나 상처받기 쉽고 자신이 없기 때문에 피드백을 들을 수 없거나 듣고 싶지 않을 수도 있습니다. 학습자들이 피드백을 이해하고 그것을 고려하는 데에 열린 마음을 가질 수 있는 가능성을 최대로 하려면 어떻게 해야 할까요? 어떻게 하면 학습자로 하여금 우리가 주위에 있을 때에는 변화된 수행을 하면서 없을 경우에는 하지 않으려고 하는 위험을 줄일 수 있을까요? 우리의 피드백이 자신의 생각한 바에서 벗어날 경우에라도 학습자들이 개방적이고 구성적으로 질문할 수 있게 하려면 어떻게 도와야 할까요? 다음의 몇몇 단계들은 이러한 것들을 도와줄 것입니다. 그리고 이것은 앞의 두 개의 장에서 신뢰쌓기와 학습자들이 반성하는 것으로 이끄는 것에서 정기적인 리뷰세션을 시작하라고 하는 것을 포함한 내용들을 기반으로 구성되었습니다.

학습자들이 피드백을 요청하게끔 독려하라

학습자들이 공식적인 교육 기간 동안이나 그 이후에도 술기들을 계속해서 발전시키고자 한다면 다른 사람들이 반성적 사고를 권유하고 피드백을 제공하는 것에 대해 가치있게 여기고 이에 참여하는 습관이 형성되어야 합니다. 학습자들과 함께 다른 관점들을 수용하는 것과 자신에게 도움이 되는 피드백 정보를 추구하는 것의 중요성에 대해 대화해 보십시오. 그들이 여러분으로부터 피드백을 받고 싶은지 여부를 이야기해보고 종종 그들의 생각을 먼저 묻다보면 그들에게 당신의 관점을 제공할 수 있게 될 것입니다.

당신의 피드백을 학습자의 목표와 연결시켜라

만약 학습자들이 당신의 피드백을 간청하거나 당신과 그들이 의견을 합하여 그들의 학습 목표로 정한 것에 피드백이 잘 맞아 떨어진다면 매우 잘 수용하게 될 것입니다. 예를 들면 "앞에서 자네는 환자들이 자신

성찰하는 의료인을 위한 교육
반성적 사고와 피드백

의 이야기를 더 잘 할 수 있도록 개방형 질문을 하는 데에 초점을 두고 싶다고 말했네. 우리가 이번에 재검토한 것처럼 다음 환자 인터뷰에서는 어떠한 상황이 일어나더라도 이에 대한 주의를 기울일 수 있겠지?"

이와는 반대로 교육 목표와 학습의 우선순위가 마치 불변하는 것처럼 여겨져서는 안됩니다. 만약 교육 기간 동안 예상하지 못한 중요한 주제가 도출되었다면 융통성을 발휘해보십시오. 이러한 새로운 주제들을 다루되 그것이 원래 계획에서는 벗어난 것을 제안하고 있다는 것을 다음과 같이 알려 주십시오: "과도하게 말이 많은 환자를 다루는 것이 우리가 계획했던 바가 아니라는 것을 알고 있지만 앞서 자네가 오늘 이와 같은 환자를 다루는 데에 어려움을 겪고 있다고 언급했네. 그럼 계획에서는 벗어나지만 오늘은 이 주제에 대해서 이야기 해보는 것이 어떻겠나?"

시기에 맞는 방식으로 피드백을 제공하라

최소한 다음의 두 가지 이유 때문에 피드백은 사건이 될 만한 경험이 있은 후 많은 시간이 경과되지 않은 시점에 제공되는 것이 가장 도움이 됩니다. 첫째, 피드백이 실제로 가치가 있기 위해서는 그것을 받는 사람이 필요한 변화를 시행하고 만들 수 있는 기간이 남아 있을 동안 제공되어야만 합니다. 만약 학생이 어떤 환자와의 상호작용에 대해 여러분으로부터 피드백을 받았다고 한다면 앞으로 이 환자와 상호작용할 수 있는 기회가 있어야만 이를 가장 잘 활용할 수 있기 때문입니다.

둘째, 경험과 그에 대한 리뷰 세션 사이의 시간이 늦춰질수록 학습자는 그 사건에서 수행하지는 못했지만 고려했던 단계나 전략 등 함께 논의할 중요한 내용에 대해 잊어버리기 쉽습니다. 이처럼 지나쳐버린 생각들과 사라져버릴 위험에 처한 그 당시의 감정들은 학습자들의 수행 수준에 대한 중요한 실마리가 될 수 있으며 이러한 것은 효과적인 피드백 제공을 위한 핵심적인 주제의 단초가 될 수도 있습니다. 환자에 대한 학습자들의 두려움이나 불편함 혹은 환자에 대한 감정과 같은 환자와의 만남에 있어서 일어날 수 있는 감정의 차원들은 시간이 지나갈수록 다시 접근하기가 어려워집니다. 물론 우리가 이런 문제를 다루는 데에 있어서 편안함을 전해주고 도움이 될 만한 관찰을 가지고 있다는 것을 학습자에게 확신시킬 수만 있다면 시간이 경과되었다고 하더라도 환자와의 만남에 있어서의 감정에 대한 미묘한 것들뿐만 아니라 그것이 작용하는 근본적인 측면에 대해서도 함께 접근할 수 있게 될 것입니다.

어떤 상황에서는 피드백 제공을 미루는 것이 가장 좋을 때도 있습니다. 집중을 잘하고 나름대로 통찰력을 갖춘 학습자라고 하더라도 엄청나게 스트레스를 받는 경험을 이제 막 끝난 뒤에나 일정에 뒤쳐져 심각한 상황에 놓여 있다면 우리의 관찰에 대해 전적으로 수용적이지 않을 가능성이 높습니다. 또한 여러분이 전달하고자 하는 피드백이 학습자에게 사적이거나 민감한 주제라면 그와 개인적으로 이야기 할 수 있을 때까지 당신의 관찰에 대해 이야기해주는 것을 미루는 것이 가장 좋은 선택이라고 결정해야 할지도 모릅니다.

학습자에게 직접적으로 피드백을 제공하라

부정적인 피드백은 양쪽 모두에게 불편할 수 있어서 다른 사람을 통해서나 평가 양식에 간단하게 기술하여 전달하고자 하는 유혹을 받기 쉽습니다. 학습자들의 반응과 생각들을 편하게 말할 수 있는 열린 토론이나 그들의 태도와 준비도에 따라 무엇을 말하고 어떻게 말해야 할지 우리가 민감하게 조절할 수 있다면 직접적인 피드백 제공이 최상의 방식이 될 수 있습니다.

긍정적인 논평을 가지고서 피드백을 시작하라

학습자들이 자기 평가를 한 후 만약 우리가 부정적인 것보다 긍정적인 부분에서 논평을 시작한다면 우리의 반성에 대해서 더욱 개방적인 자세를 가지게 될 것입니다. 만일 학습자들이 불안하거나 방어적 혹은 지나치게 자기 비판적이거나 또는 여러분이 만약 처음으로 이러한 학습자들과 함께 하는 것이라면 앞서와 같은 접근 방식을 적용하는 것이 유용할 것입니다. 그렇다고 해서 여러분에게 진실을 왜곡하거나 긍정적으로 말할 거리를 찾기 위해 확신한 바를 타협하라고 제안하는 것은 아닙니다. 일반적으로 대부분 학습자들에 대해 그들의 노력이나 성취, 자기평가나 열린 태도에 대해 긍정적인 측면을 찾는 것이 가능합니다. 다음의 예와 같이 여러분의 긍정적 관찰에 따른 언급은 어떤 문제에 대한 토론을 위해 가교 역할을 할 것입니다.

- "바쁜 일정 가운데 반성적 사고와 자기 평가를 위한 이번 그룹 토론을 반드시 해야 하는지에 대해서 의구심을 가지는 것이 어쩌면 당연하다고 생각하네."
- "자네가 실습이나 직무 수행에 있어서 열심이라서 가르치는 이로서 매우 뿌듯하네, 그럼 자네가 이야기 한 점에 대해서 좀 더 개선될 수 있는 방법들을 함께 찾아보세."

피드백에 관한 전문가들은 긍정적인 논평을 처음과 마지막에 하고 부정적인 것을 중간에 두는 '샌드위치' 접근 방식을 추천합니다. 이러한 방식은 특히 여러분과 학생들 사이에 아직 신뢰가 쌓이기 전이라면 더욱 도움이 될 것입니다. 하지만 이 방식을 반복적으로 사용하면 일부 학습자들은 부정적 비판이 따라올 것이라는 것을 알고 있기 때문에 당신의 긍정적인 언급에 대해 귀를 기울이지 않을 위험이 있습니다. 게다가 당신을 단지 공식만 따르는 것으로 추측할 경우 긍정적인 언급 자체를 불신할지도 모릅니다.

항상 그렇듯이 학생 각각의 개성과 필요에 맞출 수 있도록 시도해 보십시오. 만약 학습자가 선호하는 것과 필요로 하는 것에 대해 확신하지 못한다면 그들에게 물어보십시오.

구체적이고 묘사적인 예들을 제시하라

단순한 부정적인 꼬리표는 상처를 줄 수 있으며 학습자들을 변화하도록 이끌지 못합니다. 부정적인 꼬리표를 달아주는 것 대신에 학습자들의 행동에 대해 가능한 객관적이고 중립적으로 설명하고 그들이 이야기 하는 것에 대해 진심으로 개방적일 때에 자신의 행동을 더욱 더 바꾸려고 노력할 것입니다. 학습자가 전문적이지 못하다고 말하는 것보다 예를 들어 "지난주에 자네는 3번이나 늦었는데 그에 대해서 아무런 설명도 하지 않았네. 또한 제때에 환자를 호출하지도 않았네. 내가 이해할 수 있게 무슨 일이 있었는지 말해 줄 수 있겠나?"와 같이 자세히 물어보십시오.

그 학생은 자신의 행동에 대해 만족할 만한 변명을 가지고 있을 수도 있고 그렇지 않더라도 자신의 행동에 대해 평가해 볼 기회를 가지게 될 것입니다. 이를 통해 그 학생은 어떤 확신과 자기 존중감을 가질 수 있습니다. 또한 이러한 방식은 잘 바꾸기 힘든 학생의 성격이 아닌 개선할 수 있는 행동에 초점이 맞추어져 있습니다. 만약 교육자가 이러한 변명에 개방적이고 중립적 방법으로 피드백을 표현한다면 학생은 자기에게 말하는 것을 열린 마음으로 들으려고 할 것입니다.

자신의 행동에 대해 통찰력을 가지고 있는 학생들을 위한 또 다른 전략은 스스로의 행동에 대해 설명 해보라고 하는 것입니다. 민감성이 부족한 학생에게는 이러한 방법보다는 다음과 같이 방법을 적용해 보십시오.

교육자   존스 양의 문란한 성관계 때문에 가지게 된 증상에 대해서 자네가 이야기할 때 그녀가 무엇을 주시하고 있었는지 아는가?

학생   제가 생각하기에 바닥을 보고 있었던 것 같습니다.

교육자   그녀가 어떤 기분이었다고 생각하는가?

학생   [잠시 멈춘 후] 아마도 불편했던 것 같습니다. 제가 추궁하는 듯한 어조였던 것 같습니다. 그렇지 않나요?

구체적인 예시는 긍정적인 피드백을 풍성하게 할 수 있으며 학습자들에게 바람직한 행동들을 깨닫게 도와줄 것입니다. 학생들은 단순히 훌륭하다는 말을 듣는 것보다는 왜 잘했는지에 대한 이유를 들을 경우 더 많은 것을 배우려고 합니다. 예를 들면 PBL 중 튜터링 과정에서 이렇게 말해줄 수 있습니다. "자네가 이 그룹의 모든 이들이 자신의 생각이나 의견을 말할 수 있는 기회가 있다는 것을 주지시켜 줘서 고맙네."

Gil, Heins와 Jones(1984)는 임상실습 과정 중에 학생들과 교수들의 피드백에 대한 인식 연구에서 학생들이 피드백을 중요하게 여긴다는 것을 확인해 주었습니다. 하지만 여기서 학생들은 피드백이 자신의 발전을 위해 필요한 세부적 핵심 내용은 충분히 강조하지 않고 임상실습 동안 그들이 개선할 수 있도록 충분히 일찍 언급되지도 않는다고 보고했습니다. 또한 교육자들의 피드백이 일반적으로 구체적이지도 않으며 막연하고 세부적이지 않는 것으로 인식한다는 것을 확인시켜 주었습니다.

학생들에 대한 비디오 녹화를 가지고서 당신의 피드백을 설명하는 것을 고려하라

학습자들에게 그들의 수행에 대한 객관적인 피드백을 제공하는 훌륭한 방법은 이것을 녹화하여 그들과 함께 보는 것입니다. 이러한 전략은 특히 표준화 환자나 실제 환자와 다시 만날 때에 도움이 될 것입니다. 녹화된 비디오를 보는 것이 학생들로 하여금 여러분이 전해주는 피드백을 믿을 뿐만 아니라 그대로 실천하게 할 가능성을 높여줍니다. 또한 앞장에서 논의했듯이 당신이 피드백을 제공하기 전에 학생 스스로 많은 주제들에 대해 인지하려고 할 것입니다. 피드백 제공을 위해 녹화된 비디오를 이용하는 것과 관련한 더 많은 내용은 Westberg & Jason(1994b)를 참조하십시오.

👥 당신의 피드백이 주관적일 때 그것 역시 꼬리표가 붙는다

임상의사는 환자에 대한 기록 보관 시스템에 그들 자신의 개별적인 관찰을 기록으로 남깁니다. 이것은 우리가 사람들과 상황에 대해 객관적인 설명을 제공하려고 노력할 때에도 우리가 인지하는 것과 상황을 해석하는 데에 있어서 선택적인 경향이 있다는 것을 말해줍니다.

여러분이 피드백을 제공할 때에 '나' 또는 '내가'라는 말을 사용하는 것이 이러한 주관성을 인정하는 것입니다. 피드백에 대한 내용이 이론의 여지가 없이 사실인 것처럼 주장하기 전에 여러분이 다음과 같은 어구를 말머리에 사용하는지를 점검해야 합니다.

- "내가 생각하기에 자네는…"
- "내가 보기에…"
- "나의 관점으로는…"
- "나는 ~처럼 보이는데…"

여러분 각자의 관점으로부터 도출된 것이 사실이기에 주관적 피드백이라고 꼬리표를 붙이는 것은 그것이 반드시 최종 결정이 아니라는 것을 암시해주는 것이자 동시에 학습자들이 전문가로 성장하는 중요한 시기에 당신의 판단에 도전해보도록 권유하는 것이 됩니다. 이와 같이 우리의 관찰과 가정이 주관성이 있다는 것을 인식시키는 것은 오히려 우리의 신뢰성을 높여주고 학습자들로 하여금 우리의 공헌을 믿고 수용할 가능성을 넓혀주며 그들에게 본받을 가치가 있는 모델을 제공하는 것이 됩니다.

👥 당신의 피드백이 가능한 학습자의 활동을 관찰한 것이 되도록 하라

제4장에서 학습자들이 활동에 참여할 때에 관찰하는 것이 중요하며 그 이유는 그것이 나중에 그들의 반성적 사고의 주제가 되기 때문이라고 설명했습니다. 활동 중에 있는 학습자들을 직접 혹은 비디오 녹화를 통한 간접적 방식이든지 이에 대한 관찰을 통해서 여러분은 학습자들이 자기 반성에 대한 교차 점검을 제공할 수 있게 됩니다. 또한 여러분은 토론에 이점이 되는 다른 중요한 주제도 발견할 수 있습니다.

학습자들의 모든 시간에 대해서 관찰 할 수도 없고 그렇게 할 필요도 없습니다. 여러분도 감지하고 있듯이 학습자는 계속해서 역량을 갖추어야 하는 직업군에 들어와 있습니다. 그에 따라 그들에게 점진적으로 독립성을 부여해야 합니다. 하지만 어느 정도 숙련된 수준에 있는 학습자라도 때로는 직접적인 관찰이 필요합니다. 활동 중에 있는 이들을 지켜보는 것은 그들의 술기를 개선하고 보다 세밀하게 하는 데에 도움이 될 만한 아이디어를 얻을 수 있게 해주기 때문입니다. 이것은 여러분에게 그들이 알아채지 못하고 있는 단점을 알게 해 줄 것입니다.

👥 학습자의 수행에 대한 당신의 가설을 확인하라

학습자들이 환자들 혹은 다른 이들과 상호작용하는 것을 우리가 직접 관찰하더라도 종종 그들의 주의와 능력에 대해 명확하지 않은 판단에 기초한 가설을 세울 때가 있습니다. 여러분이 한 학생을 관찰한다고 가정해봅시다. 이 학생은 환자가 직장에서 받는 스트레스에 대해서 열성적으로 말하고 있는 것을 중단시키고 대화를 환자의 복부 불편함에 대한 주제로 앞당기게 했습니다. 표면상으로 이 학생은 민감하지도 편안해 하지도 않고 증상의 원인을 찾을 수 있는 개인 삶의 경험에 대한 중요성을 알아차리지도 못하는 것처럼 보일 수 있습니다. 하지만 이러한 판단은 확인할 필요가 있는 가설에 불과합니다. 이 학생에게 여러분의 관찰에 근거한 피드백을 전해주기 이전에 여러분이 목격한 이 환자와의 상호작용에 대한 그 학생의 입장을 먼저 확인하는 것이 훨씬 바람직합니다. 여러분은 이전 면담에서 그 학생이 환자의 직장 스트레스에 대해서 충분한 대화를 했다는 사실을 파악하지 못하고 있었다는 것을 나중에서야 알아차릴 지도 모릅니다. 이와 같은 과정이 있었기 때문에 그 학생은 당시 상황에서 환자의 불편함에 대한 주제에 대화의 초점을 두어야 한다고 생각한 것입니다. 처음에 여러분이 그 학생에게 문제가 있을 것이라고 염려했던 것과는 반대로 오히려 그 학생은 그것에 대해 훨씬 세심함을 가지고 있었던 것입니다.

👥 학습자들에 대한 광범위한 평가를 피하라

학습자들에게 무능한, 불충분한, 혹은 세심하지 못하다는 식의 광범위한 의미의 꼬리표를 붙이는 것은 그들에게 공격받는 느낌을 들게 하고 자신의 관심사를 드러내거나 발전을 위한 조언에 대해 개방적으로 될 가능성들을 오히려 줄이게 하는 결과를 낳습니다. 그 외에도 이러한 말들은 매우 다른 것을 의미할 수 있기 때문에 누군가 학습자에게 이런 말이나 그와 유사한 말을 하게 될 때 그것이 의미하는 바를 충분히 이해하기가 쉽지 않습니다. 어떠한 이유에서 학습자들이 이러한 평가를 받는 지에 대한 구체적인 설명이 없다면 그들은 피드백이 맞지 않거나 관련성이 떨어진다고 판단해버립니다. 또는 리뷰세션의 내용 중에서 아무런 구성적인 도움을 얻을 수 없는 이러한 평가에 의해 매우 힘들어 할지도 모릅니다.

Hewson과 Little(1998)의 연구에 따르면 전공의들은 교육자들로 부터 피드백을 받을 때 업신여김이나 구박, 비난 또는 거부당한 느낌을 갖게 될 때 그것이 도움이 되지 않으며 불공평한 것으로 여긴다고 합니다. 교육자들의 다음과 같은 개인적 평가 "자네는 강박증이 좀 있는 것 같아, 자네는 사고가 좁아, 일단 입 다물고 있어"와 같은 말들에 의해 전공의들은 더 멀어져 가게 됩니다.

긍정적인 꼬리표가 마음에 상처를 주는 경우는 별로 없습니다. 하지만 그것만으로는 역시나 특별한 도움이 되지 못합니다. 학습자들은 자신이 대단하거나 영리하다는 이야기를 듣고 싶어 합니다. 하지만 이러한 꼬리표는 어떠한 안내나 방향도 제시해주지 못합니다.

학습자에게 꼬리표 붙이기가 교육자의 구미를 당기게 할 수 있습니다. 그렇게 하는 것이 우리의 생활을 단순하게 여겨지게 할 수도 있습니다. 하지만 대부분의 사람들이 너무도 복잡하기에 이처럼 단순한 꼬리표를 붙이기가 쉽지 않으며 적절하지도 않습니다. 게다가 학습자들에게 일단 꼬리표가 붙게 되면 다른 교육자들도 그들의 행동에 대해서 이러한 꼬리표로만 인지하게 될 것입니다.

학습자들이 잘 하더라도 시기상조인 피드백을 제공하지 마라

학습자들이 어려운 상황을 예상치도 못하게 잘 처리할 경우 교육자들은 어떻게 그 일을 했는지 말해보도록 하는 것과 이에 대해 반성하게 하는 것을 건너뛰려는 유혹을 받게 됩니다. 이와는 다르지만 즉각적인 피드백을 제공하는 경우에도 자칫 학생들과 전공의들이 자신의 직무 수행에 대해 가장 먼저 평가해보는 학습 기회를 박탈할 위험이 있습니다. 교육자들은 그러한 잘못된 위험을 극복해야 합니다. 만약 그 학생의 경탄할 만한 수행에 대해 이야기 하는 것으로 리뷰 세션을 시작한다면 그 학생은 일을 수행하면서 발생한 염려와 부정적인 자기 평가 느낌에 대한 자기 폭로가 조금 전에 얻었던 좋은 이미지를 축소시킬 수도 있기 때문에 이를 보류할 것입니다.

이 학생의 반성과 그가 마주한 상황의 어려움에 대한 민감함을 이끌 수 있는 방법들이 있습니다. 학생의 수행에 대해 어떠한 판단도 내리지 않고서 민감함과 지지를 다음과 같이 표현할 수 있습니다. "매우 도전적인 상황이었네. 나도 이전에 화가 많이 난 환자를 다루는 데에 어려움을 겪었지."

만약 그것이 사실이라면 이러한 진술은 여러 가지 목표들을 이루게 해 줄 것입니다. 이렇게 말함으로써 당신에 대한 신뢰, 즉 인간적인 면과 약점이 있다는 것을 알리고 학생이 자기 평가를 하는 데에 있어서 거북해질 가능성을 덜어줍니다. 만약 그 학생이 환자의 행동에 대해 어떤 불편함을 경험했고 이러한 불편함에 대해 당황스러워 했다면 앞서와 같이 당신의 이야기가 학생에게 혹시 상황을 잘 처리했더라도 그 상황에서 들었던 자신의 접근방식에 대한 의구심에 대해서 더욱 인식하게 해줄 것입니다.

이처럼 시기상조인 피드백을 제공하지 말라는 주의는 특히 여러분이 이제 막 알게 된 학생에게는 각별히 적용해야 할 것입니다. 만약 여러분이 학습자를 잘 알고 학습자도 여러분을 신뢰하며 피드백에 대해 경직되지 않는 경향성을 가지고 있을 경우에는 여러분의 관점을 전달하는 데에 굳이 시기를 늦추지 않아도 될 것입니다.

👥 학습자들이 피드백에 과도한 부담감을 가지지 않도록 유의하라

피드백을 제공할 때에 우리는 보고 느꼈던 모든 것을 전달하려는 경향이 있습니다. 하지만 이러한 성향을 짓누를 때에 피드백은 최상의 도움이 될 경우가 많습니다. 아직 시작단계에 있는 대부분의 학습자들의 경우에는 한 번에 한 주제 정도 밖에 다루지 못합니다. 많은 학습자들을 감독해야 하는 과정에서는 단지 몇 개의 주제만 다룰 수 있습니다. 교육자의 피드백이 특히 부정적 내용을 포함할 경우 상당한 부담감을 느끼게 합니다. 이러한 비판을 통합되게 하려면 시간과 공간이 필요합니다. 숙련된 임상의들에게는 간단하고 쉬운 내용이라고 하더라도 변화에 대한 정보를 충분히 이해하고 통합하는 데에 시간이 걸리는 초보자들에게는 매우 복잡한 것으로 느껴질 수 있기 때문입니다.

주제의 우선순위를 정하고 그 안에서 몇 개의 핵심적 내용에만 초점을 두고 나머지는 당분간 보류하는 것이 좋습니다. 만약 여러분이 이미 논의했고 장차 다루고 싶은 주제들을 적어보면 다음 모임에서 이 둘 사이의 연계된 피드백을 제공할 수 있을 것입니다. 환자를 진료하는 방식과 마찬가지로 학습자들과 함께 하다보면 그들의 배경이나 개성 및 필요에 대해 더 많은 것을 이해하게 될 것입니다. 환자든 학생이든 여러분이 반복적으로 보게 되는 사람들에게 첫 만남에서 모든 것을 할 필요도 말해줄 필요도 없습니다.

학습자마다 피드백 수용 수준이 다양하다

피드백에 대한 학습자들의 수용도는 실습 교육 감독의 성공 여부를 결정짓는 요인이 됩니다. 개인의 이해도는 현재와 과거 경험의 결과물일 수 있습니다. 만약 어떤 학생이 이전에 환자를 보는 데에 있어서 정신적 외상을 받을 만한 경험을 했거나 다른 교육자들로부터 많은 부정적 피드백을 받아 왔다면 여러분의 방식이 아무리 좋다고 하더라도 일단은 피드백을 수용하지 않으려고 할 것입니다. 만약 여러분이 이러한 학생에게 많은 양의 피드백을 주고자 시간을 정하려고 한다면 학습자의 현재 경험과 감정 및 지적 상태를 고려하십시오. 다음과 같이 말하는 것도 고려해 볼 수도 있습니다. "자네에게 피드백해 줄 것이 있는데 지금 괜찮을까?" 만약 당신이 이 학생으로부터 어느 정도의 신뢰를 얻고 있다면 곧장 응답을 받게 될 것입니다.

피드백을 제공할 때 지지도 함께 전달하라

학습자들이 자신의 직무수행을 하는 동안 우려했던 문제가 발생하더라도 이들에 대한 지지를 전달한다면 우리의 이러한 노력에 귀를 기울이고 가치를 인정하며 더욱 잘 이해하게 될 것입니다. 만약 학습자들이 우리를 무관심하거나 업신여기는 사람으로 인지할 경우 우리의 피드백은 별로 도움이 되지 않을 것입니다. 우리가 무엇을 말하고 어떻게 말하는지가 매우 중요합니다. 우리의 제스쳐, 어조 그리고 말하는 속도는 우리가 사용하는 구체적인 단어보다 더 중요합니다(Tannen 1990).

👥 당신의 피드백에 대한 학습자의 반응을 이끌고 이해했는지 확인하라

교육자들이 자신의 관찰한 바와 그에 따른 조언에 대해서 학습자들이 이해하고 있는 지를 확인하지 않은 채 피드백을 무작정 계속하는 것은 문제가 있습니다. 이럴 경우 학습자들은 여러분의 노력에 별다른 주의를 두지 않을 수도 있습니다. 학습자들에게 피드백을 주고 난 후에 다음과 같이 언급하는 것이 도움이 될 것입니다.

- "여기까지가 내가 관찰한 바였네. 그때 상황에서 자네가 생각했던 것에 대해 이야기해주겠나?"
- "나의 조언은 여기까지네. 다음부터는 어떻게 할 것인지에 대해 자네가 생각한 바를 이야기해주겠나?"

일어났던 상황에 대해서 학습자가 지각하는 것이 우리와 다를 수 있기 때문에 우리가 놓쳤던 것을 알 수 있도록 도와줄 수 있습니다. 학습자들의 반응은 우리의 피드백에 대한 그들의 준비성과 수용성에 대한 실마리를 제공해줄 수 있습니다. 그들의 반응은 우리가 말한 것에 대해 그들이 제대로 듣고 이해하는지를 판단하게 해 줄 것입니다.

👥 피드백에 대한 학습자들의 부정적 태도를 건설적인 도전이 될 수 있게 도와줘라

학습자에게 그들의 품위를 손상시키거나 공격받았다는 느낌을 들게 하지 않으면서 그들에게 건설적인 도전 의식을 갖도록 올바른 피드백을 제공하기란 어려운 일입니다. 여러분은 그들에게 모든 학습자들이 필요한 술기들을 갖출 수 있기를 기대한다는 사실을 상기시키면서 시작할 수 있습니다. 그렇지 않다면 그들이 왜 이러한 의료전문직 교육을 받으려고 했겠습니까? 여러분은 그들이 피드백에 대한 부정적 인식을 학습목표로 재구성하도록 그리고 이러한 목표에 도달할 수 있는 구체적인 전략을 생각해볼 수 있도록 도울 수 있습니다.

가능하다면 여러분의 피드백을 그들이 헌신하겠다고 말해왔던 목표와 연계되도록 하십시오. 예를 들자면 다음과 같습니다. "우리는 자네가 어떻게 환자들의 말을 중단시켰는지 그리고 어떻게 그들에게 여유를 줌으로써 불편한 것이 무엇인지 말할 수 있도록 하는 방법에 대해서 이야기 했네. 이렇게 하려면 어떠한 마음가짐이나 자기 발전의 전략을 가지고 있어야 할까?"

피드백에 대한 후속 조치를 제공하라

피드백을 제공했다고 해서 여러분의 과업이 끝난 것은 아닙니다. 특히 부정적인 피드백의 경우에는 더욱 더 그렇습니다. 대부분의 경우에는 학습자들과 함께 확인 한 문제점이나 부족한 점들에 대해서 그들이 대처할 수 있는 계획을 잘 마련할 수 있도록 도와주어야 합니다. 만약 후속 조치가 적절하고 가능하다면 학생들이 이러한 것들을 어떻게 대처하는 지를 살필 수 있는 방법들을 정돈할 필요가 있습니다. 여러분의 피드백이 학생에게 감정적으로 강한 충격을 주었다면 보다 주의 깊은 계획과 후속 조치를 하는 것이 중요합니다. 예를 들어 만약 어떤 학생에게 해당 과정을 통과하지 못할 것 같다고 했다거나 혹은 여러분의 피드백이 그를 침울하게 했거나 개인적으로 심각한 문제를 가지게 되었다는 것을 알게 되었다면 후속 조치에 있어서 좀 더 주의를 둘 필요가 있습니다. 그다지 극적이거나 심각한 상황이 아니더라도 후속 조치가 필요할 경우가 많습니다. 교육자가 한 번의 간단한 중재를 해주었다고 해서 학습자의 행동에 있어서 의미있는 변화가 일어날 경우는 극히 드뭅니다. 만약 후속 조치가 애초 피드백의 영향을 지속시킬 수 있다면 여러분의 피드백은 긍정적인 성취를 낳게 될 것입니다. 그것은 또한 피드백의 달갑지 않은 결과를 피할 수 있는 데에도 도움이 될 것입니다.

결론

시기적절한 구성적 피드백은 학습에 있어서 필수적입니다. 하지만 너무나도 자주 학습자들은 그들에게 필요한 피드백을 받지 못하며 그들이 받는 피드백이 시기적으로 너무 늦거나 상처를 주는 방식으로 전달되는 것이 일반적입니다. 이 장에서 피드백을 효과적으로 제공하는 몇몇 단계들을 제안했습니다. 그 중에서 학습자들이 처음 반성을 하도록 이끄는 것과 독백이 아닌 대화에 참여하도록 하는 것에 대한 중요성을 강조했습니다. 만약 학습자들이 장차 경력을 쌓아가는 동안 수준 높은 의료 서비스를 제공할 수 있으려면 그들이 신뢰할 만한 동료들로 부터의 피드백에 대해서 가치롭게 여기고 이를 적극적으로 요청할 수 있는 자세를 갖추어야 합니다. 만약 여러분이 그들로 하여금 피드백을 중요하게 여길 수 있도록 도와주고 유용한 피드백들을 그들에게 제공한다면 그들은 공식적인 교육 이수 기간 전체에 걸쳐 피드백을 얻기 위해 여러분과 다른 사람들에게 더 잘 다가가기 위해 노력할 것입니다.

!

효과적으로 피드백 제공하기

피드백 효과적으로 제공하기

☑

나는 …

☐ 피드백을 제공하기 이전에 먼저 학습자들의 반성적 사고를 이끄는가?

☐ 학습자들이 나의 피드백을 요청하도록 고무시켰는가?

☐ 나의 피드백이 각각의 학습자의 목표에 연결되게 하는가?

☐ 시기적절하게 피드백을 제공하기 위해 노력하는가?

☐ 긍정적인 관찰에 대한 언급부터 피드백을 시작하려고 시도하는가?

☐ 구체적이고 사실적인 사례들로 피드백을 제공하는가?

☐ 학생에 대한 비디오 녹화를 가지고서 피드백을 제공하는 것에 대해 고려하는가?

☐ 어떤 상황에서는 나의 피드백이 주관적이라는 것을 학생들에게 알리는가?

☐ 가능한 나의 피드백을 학습자의 활동에 대한 관찰과 연결시키는가?

☐ 학습자의 수행에 대해 내가 세웠던 판단에 대한 가설들을 확인하는가?

❑ 학습자에게 과도한 피드백을 제공하지 않으려고 노력하는가?

❑ 학습자에 대해 시기상조의 피드백 제공을 피하려고 노력하는가?

❑ 피드백에 대한 학습자들의 수용도가 다양하다는 것을 인식하고 있는가?

❑ 피드백을 제공할 때에 지지도 함께 해주려고 노력하는가?

❑ 나의 피드백에 대한 학습자들의 이해를 확인하고 반응을 이끌고 있는가?

❑ 피드백에 부정적 태도를 가진 학습자들을 건설적인 도전을 할 수 있도록 돕는가?

❑ 적절한 시기에 피드백에 대한 사후조치를 제공하고 있는가?

학생들을 의료전문직 종사자로 교육시킨다는 것은 이에 필요한 고유한 지식과 수행 능력을 갖추게 하는 것과 동시에 그에 맞는 직업 적성을 함양시키는 것이기도 하다. 하지만 이러한 의료 전문 직업성을 가르치는 데에 있어서 쉽게 간과하는 것이 있다. 다름 아닌 실제 임상 상황, 문제 상황에서의 협력이다.

환자의 생명과 건강을 최우선으로 하는 직업이기에 필요시 개인적 역량안에서 해결하기 힘들 경우 독단이 아닌 동료와의 협력이 매우 중요하다. 경쟁적 분위기에서 교육받아 온 의료전문직을 전공하는 학습자들로 하여금 그들이 의료 현장에서 실습교육이나 실무를 하는 가운데 맞이하는 문제에 대해 서로에게 개방적으로 그리고 서로가 발전할 수 있도록 논의할 수 있게 하기 위해서는 어떻게 해야 할까?

CHAPTER 7

상호간 반성적 사고와 피드백을 제공할 수 있도록 돕기

Helping Learners Reflect With and
Give Feedback to Each Other

7

상호간 반성적 사고와
피드백을
제공할 수 있도록 돕기

반성적 사고와 피드백을 팀이나 집단이 함께 하는 데에는 다양한 방식들이 있을 수 있습니다. 여기서 저희는 학생들, 전공의들 혹은 실무자들이 소규모 집단에서 개인적인 것과 여럿이 같이 한 경험들에 대해서 모두가 함께 반성적 활동을 하는 것에 초점을 두고자 합니다. 소규모 집단의 학습자들이 지역 병원에 파견이나 실습을 하는 프로그램에 참여하여 각자가 다른 임무를 수행하더라도 일정 기간의 간격을 두고 만나게 해서 환자들이나 그들의 가족과 함께한 경험의 과정에서 발생한 질문, 아이디어, 관찰과 감정들에 대해서 함께 반성해 보도록 할 수 있습니다. 여기서 학생들은 집단의 다른 사람들로 부터 그들의 관점과 피드백을 얻을 수 있습니다. 개인적 경험에 대한 집단적 반성의 또 다른 방식은 병원이나 의료원에서 환자를 돌보는 간호대학 학생들로 하여금 이와 같은 경험에 대한 공유가 이루어지는 실무자들의 모임에 참석하게 하는 것입니다. 'Balint Groups¹'도 한 가지 좋은 방식이 될 수 있는데 이 모임은 전공이나 지역 의사들로 구성된 집단들로서 의사-환자 관계를 보다 잘 이해하기 위해서 정기적으로 모임을 가지고 이와 관련된 임상 사례들을 발표하고 의견을 나누는 것입니다(Botelho, McDaniel & Jones, 1990).

학습자들 전체나 팀, 혹은 실무자들이 반성적 활동을 함께 하기 위해 만나서 그들이 함께 수행했던 경험들에 대해 서로에게 피드백을 제공할 수 있습니다. 문제 바탕 학습 과정에서 그룹은 각 단계의 마지막에 정기적으로 잠깐의 시간을 내어 지금 다루고 있는 사례를 통해서 학습하고 있는 과정을 되돌아보고 그들이 어떻게 함께 과업을 수행했는지를 반성하도록 하는 것도 한 가지 예가 될 수 있습니다. 학생들로 하여금 자신이 참여한 업무의 과정과 결과에 대해 반성적 사고를 하는 프로젝트의 팀의 구성원으로 참여시키거나 한 명의 환자에 대해 진료를 분담했던 것에 대해 정기적으로 집단적 반성 활동을 하는 진료 팀에 참여시키는 것을 통해서도 가능합니다.

병동 회진을 통해 학생들을 가르치는 과정에서도 이처럼 집단이 함께 공동의 반성적 사고와 구성적 피드백을 하게 할 수 있습니다. 하지

---

1 Balint Group은 비영리단체로서 의료전문가와 환자 간의 치료적 관계를 증진시키기 위해 설립되었다. 주된 활동은 임상적 문제에 대한 정답 찾기가 아니라 의사들로 하여금 환자를 돌보는 데에 있어서 그들과의 관계 맺음에 대한 능력을 향상시키는 것이다. 이 책에서 언급하는 것처럼 한 발표자가 환자를 진료할 때에 겪었던 어려움을 발표하고 참가한 구성원들은 이를 통해서 의사와 환자의 감정들에 대해 다양한 관점들을 공유하는데 이를 위한 조력자로서 경험이 많은 의사와 심리학자, 정신과 전문이나 임상사회복지사, 임상상담가가 함께 참여한다.

만 종종 경쟁적 분위기가 학생들과 전공의들에게 그들의 걱정이나 감정들에 대해서 개방적으로 이야기하는 것을 어렵게 합니다. 심지어 이러한 분위기는 학습자들에게 질문하는 것을 주저하게 하거나 자신의 무지함을 드러내는 것이 오히려 자신에게 불리하게 작용할지도 모른다는 염려를 갖게 합니다. 물론 이와는 다르게 교육자의 지나치게 빈번한 피드백도 오히려 부정적이고 도움이 되지 않은 경우도 많습니다.

학습자들이 개별적인 환자 진료 경험을 동료들과 함께 반성적 사고를 할 때 환자에 대한 경험과 진료에 대해 배울 수 있는 기회가 확장됩니다. 개인적인 것이나 함께 한 경험들에 대해서 공동의 반성을 할 때에 다음과 같은 잠재적 이점들이 있습니다.

- 학습자들은 다른 이들의 피드백과 관점을 통해 배울 수 있다.
- 동료 집단에서 배우고자 한 술기들을 구성원 중 일부가 먼저 획득했을 경우 설령 경쟁적 분위기에서도 다른 구성원을 도울 수 있는 기회를 제공해 준다.
- 만약 학습자들이 안정적인 실무자가 되고 이를 유지할 수 있다고 하더라도 그들이 미심쩍은 것과 불확실한 것을 동료들과 의논하는 방법을 배우고 그들의 관점과 충고를 구할 수 있는 자세를 배우게 할 수 있다.
- 동료들이 각각 스스로 의심스러운 것과 불확실한 것에 대해 이야기하는 것을 듣는 것은 이러한 염려를 혼자만 하고 있다는 생각을 하는 학습자들에게 도움이 된다.

성찰하는 의료인을 위한 교육
반성적 사고와 피드백

각자의 경험이나 함께 했던 경험에 대해 공동의 반성을 하는 것의 또 다른 이점은 학생들과 전공의들로 하여금 형식적 비형식적인 진료 팀의 구성원으로서 함께 일할 수 있도록 준비시켜 줍니다. 효과적인 수행을 하는 진료 팀의 구성원들은 자신들의 수행을 비판하고 동료들에게 피드백을 제공하며 관점의 차이를 존중하면서도 이러한 차이점들을 협의하는 데에 능숙해야 합니다. 개인적이거나 공동적인 경험들에 대해서 재검토하기 위한 정기적인 만남을 통해서 학습자들은 이러한 술기들을 실행해보는 기회들을 가지게 됩니다.

반성적 사고를 함양하고 피드백을 제공하는 것과 관련된 기본적인 원칙들은 동료 학습을 포함하여 모든 영역에 적용됩니다. 하지만 이와 같이 동료 학습의 경우에는 개별적인 학습과는 약간 다른 부분을 고려해야 할 필요가 있습니다. 학습자들 간에 서로에 대한 행동들은 그들이 속한 교육기관의 교육적 문화를 반영하는 거울과 같습니다. 동료 학습은 반성적 사고의 중요성을 인식하지 못하고 학습자들을 의존적이거나 역량이 부족한 이들로 취급하는 기관보다는 그와는 전혀 반대적인 문화가 자리 잡은 교육기관에서 훨씬 쉽게 이루어집니다. 또한 의도적이거나 비의도적이더라도 평가 체계를 통해 경쟁을 조장하는 기관보다는 협력을 중요시하여 구성적인 공동의 반성과 피드백에 학습자들을 참여시키는 기관에서 더 잘 이루어진다는 것입니다.

다음에 제시되는 방법들은 학습자들이 함께 반성하고 서로에게 피드백을 제공할 수 있도록 하는 데에 도움이 될 것입니다. 이러한 방법들은 앞의 제4장과 제5장의 내용을 기반으로 만들어진 것입니다. 이들 중에서 몇몇은 근본 원칙과 같이 학습자들이 상처를 주는 방식으로 피드백을 제공하는 것을 줄이거나 방지하는 데에 도움이 될 것입니다.

👥 학습자들이 자신의 경험들에 대해서 집단 안에서 공동의 반성을 할 수 있는 시간의 중요성을 인식하게 하라

반성적 사고를 장려하지 않는 환경에서 학습자들은 지난 경험들에 대해 반성해보는 자리에 앉아 있는 것을 시간 낭비로 여기기 쉽습니다. 여러분의 학습자들이 반성하는 것에 대해 어느 정도 가치를 두는지 혹은 반성적 실무자가 도대체 무엇인지에 대해서 알고 있는지를 확인해 보십시오. 여러분이 계획하거나 시도하려고 하는 집단적으로 반성적 활동을 하는 세션에 대해서 그들이 어떻게 생각하는지 물어보십시오. 만약 여러분의 집단에서 함께 반성해보는 것에 대해 열린 자세와 분위기가 충분히 조성되어 있지 않다면 이들이 여러분과 함께 하는 데에 충분한 신뢰감을 가지지 않았기 때문이라고 해석할 수 있습니다.

만약 학습자들이 반성적 실무자가 무엇인지를 모른다면 이에 대한 기본적인 개념을 토론하는 데에 일정 시간을 할애해야 할 것입니다. 만약 그들이 반성적 사고와 활동에 대해 회의적이라고 느끼고 있다면 왜 그렇게 생각하게 되었는지에 대해서 이야기해 볼 수 있도록 해야 합니다. 또한 그들의 직무 수행에 대해 반성하는 시간을 갖는 것이 어느 정도 가치가 있는 것인지를 규정해보도록 요구할 수 있습니다.

회의적인 학습자들이 반성에 대한 이유를 이해하도록 돕는 것은 출발 시점에 있어서 매우 중요합니다. 하지만 그들이 이를 논리적이거나 계산적으로 받아들이기 전에 자신과 학습에 대한 그것의 가치를 경험할 수 있는 기회들을 반복적으로 제공받게 하는 것이 중요합니다.

👥 공동적 반성을 하는 세션의 방식들에 대해서 논의하라

집단이 개인적 혹은 공통의 경험들에 대해서 어떻게 반성적 활동을 할 것인지, 비디오 녹화를 이용할 것인지, 가능한 시간이 어느 정도인지 그 이외에도 다른 여러 요소들에 의해 이를 위한 방식들을 결정할 수 있습니다. 여기서도 학습자들이 여러분이나 동료들로부터 피드백을 받기 이전에 자신들의 경험을 먼저 반성해 보도록 이끄십시오. 만약 여러분이 이러한 순서를 따르다 첫 번째 세션에서 학습자에게 이러한 순서가 그들과 여러분에게 왜 도움이 되는지를 물어보십시오. 여기서 한 가지 분명한 것은 대부분의 사람들은 자신의 문제를 다른 사람이 규명하기 보다는 스스로 해보는 것에 더 많이 편안함을 느낀다는 것입니다.

👥 학습자들의 반성과 피드백을 위해 안정적 분위기를 만들어라

학습자들은 자신에게 필요한 것들과 부족한 점으로 인식된 것들이 나중에 바보처럼 여겨지거나 혹은 다른 방식으로 본인에게 해가 되게 작용할 수 있다고 걱정할 경우 이러한 공동의 반성적 활동에 대해 개방적인 자세를 가지기 어렵습니다. 대부분의 사람들이 처음부터 다른 사람들에게 솔직해지는 것이 어렵다는 것과 상호간에 신뢰를 쌓기 위해 시간이 걸린다는 것에 대해 이야기 해보십시오. 집단적 반성 활동을 하는 세션에서 가능한 편안하게 자연스럽게 스스로의 반성적 경험을 이야기할 수 있도록 한다면 그들은 비밀로 하기로 한 문제들에 대해서도 보다 자유롭게 이야기 할 수 있을 것입니다.

대부분의 사람들이 피드백, 특히 부정적인 피드백을 주고받는 것이 불편하다는 사실을 이야기해 보십시오. 어떤 문화권의 사람들은 긍정적인 피드백에 대해서도 마찬가지로 불편함을 느낄 수 있습니다. 학습자들이 공동의 반성적 활동에 참여하기 위해서는 그들에게 어떠한 조건에서 여러분과 동료들의 피드백이 그들에게 가장 도움이 될 수 있는지를 물어보십시오. 아마도 학습자들은 지지를 받는 분위기에서 구체적이고 사실적일 경우의 피드백에 대해서 가장 개방적이라고 이야기할 것입니다. 그들로 하여금 칠판이나 챠트에 이러한 제안을 써보게 하십시오.

🧑‍🤝‍🧑 집단이 함께하는 반성 활동의 기본 원칙을 수립하라

학습자들이 가능한 편하게 느끼고 동료들의 피드백이 주의를 흩트리게 하거나 상처를 줄지도 모를 위험을 최소화하기 위해서는 첫 세션에 기본 원칙을 설정하는 것이 좋습니다. 안정된 분위기를 위해서 학생들 스스로가 제안할 수 있도록 유도해보십시오. 이러한 기본 원칙에는 다음과 같은 내용이 포함될 수 있습니다.

- 발표하는 사람에게 비판이 아닌 반성적 활동을 유도하거나 제공하기 위한 질문부터 시작하기
- 자리에 함께 하지 않은 사람이나 참석한 사람이더라도 그 자리에 없는 것처럼 무시한 채 당사자들의 수행에 대해서 이야기 하지 않기
- 부정적인 내용에 앞서 긍정적인 관찰 내용을 제시하기
- 피드백을 제시하기 전 이러한 피드백의 결과가 어떻게 작용할지 생각해보기

- 직접 관찰한 것에 기반하여 구체적인 예를 가지고서 주목해야 할 점을 설명하기
- 문제가 되는 행동을 개선하기 위한 조언을 제시할 수 없다면 부정적인 피드백은 배제하기

 학생이 자신의 경험에 대해 공동적 반성을 하고자 할 때 집단으로부터 어떤 구체적인 도움을 얻고자 하는지를 명확히 하도록 하라

의료 전문직에 종사하는 사람들이 신뢰할 만한 동료들로 부터 피드백을 기꺼이 요청하는 것이 왜 중요한지에 대해서 학습자들과 대화해 보십시오. 서로가 이것을 어떻게 연습할 수 있는지에 대해서도 이야기를 나누십시오. 예를 들면 문제바탕학습에서 한 학생은 이렇게 이야기 할 수도 있습니다. "저는 다른 사람들의 말을 가로채지 않고 그 사람의 이야기에 주의를 기울이려고 노력합니다. 이는 저의 경우 제가 가진 아이디어와 정보를 남들에게 이야기 할 때에 이를 좀 더 분명히 하려고 노력하기 때문입니다. 저의 방식이 적절한가요?"

 집단이 함께 한 경험에 대해서 반성한다면 안건을 도출하게 하라

논의할 필요가 있는 주제를 명확히 하면 시간을 효율적으로 사용할 수 있게 됩니다. 이러한 집단적 반성 활동을 위한 세션 이전에 여러분이 그 집단에서 논의할 질문 목록을 만들거나 그들에게 자신의 안건을 제시

하라고 할 수도 있습니다. 예를 들면 문제바탕 학습 이후에 구성원들은 토론 주제 목록을 만들 수도 있고 가장 우선적으로 처리할 중요한 주제가 무엇인지에 대해서 우선 순위를 정할 수도 있습니다.

👥 학생들과 전공의들이 서로의 자기 반성을 함양시킬 수 있도록 도우라

사람들이 자기 스스로 무엇을 발견했을 때에 그것에 대해 훨씬 잘 그리고 의미있게 습득할 수 있다는 것에 대해서 학습자들과 이야기해 보십시오. 앞서 제5장에서 제시한 것과 같이 자기 반성을 함양시킬 수 있는 몇몇 방식들을 만들어 보십시오. 학습자들이 자신의 동료가 반성적일 수 있도록 도울 수 있게 다음과 같은 질문들이 포함된 몇몇 도구들을 제시해주십시오.

- "원래 그 증례에서 자네가 성취하고 싶었던 것이 무엇이었나?"
- "그러한 상황이 벌어질 때 어떤 생각을 하고 있었나?"
- "그 상황이 전반적으로 어떻게 느껴졌었나?"
- "그 상황을 처리할 수 있는 다른 방식들에 대해서 생각해봤는가?"

👥 반성적 사고를 함양시키고 구성적 피드백을 제공하는 모델이 되어야 한다

학습자들은 우리가 피드백을 제공하는 방식과 피드백에서 말하는 태도에 대해서 더 많이 배우는 경향이 있다는 사실을 잊어서는 안됩니다.

👥 학습자들이 서로에게 균형적인 비판을 할 수 있도록 도우라

동료 평가에 있어서 때때로 학습자들은 자신도 좋은 평가를 받고 싶어서 동료들이 잘 한 것에 대해서만 초점을 두는 경향이 있습니다. 이러한 방식이 처음에는 그들의 불안감을 낮춰줄 수도 있지만 단순히 부정적 평가를 피하는 것은 잠재적으로 중요한 피드백을 가질 수 있는 기회를 빼앗는 것이자 반성적 사고를 하는 당사자와 실제 수행 내용을 속이는 것이 됩니다. 만약 이러한 일이 일어난다면 학습자들의 문제 영역에 대해 비판하더라도 그것이 인지적으로 보다 확대될 수 있는 구성적이면서도 정서적으로 동료의식과 자신감을 고취시킬 수 있는 지지적인 분위로 언급하거나 토론할 수 있다는 것을 보여주십시오.

그에 반해서 경쟁적 분위기가 만연한 환경에서 일부 학습자들은 동료들이 잘한 것을 찾지 않고 잘못한 것에 대해서만 초점을 두고서 피드백을 시작할 수 있습니다. 이는 참여하는 이들에게 불편함을 느끼게 하여 결국에는 신뢰를 기반으로 한 집단적인 반성 활동을 위한 환경을 만드는 데에 방해가 될 수 있습니다. 만약 학습자들이 동료들에 대해 부정적인 피드백에 초점을 둔다고 여겨지면 먼저 잘한 것에 초점을 두고 이야기를 할 수 있도록 이끄십시오.

👥 동료 평가가 건설적이지 못 할 경우 개입하라

어떤 학생이 잠재적으로 상처를 줄만한 피드백을 제공한다면 신속히 개입하고 다른 구성원들도 그렇게 하도록 알려줘야 합니다. 때로는 다음과 같이 모임의 기본 원칙을 거론하는 것이 도움이 될 것입니다. "우리가 동의한 규칙 중의 하나가 일어났던 일에 대한 우리의 인식에 부정적인 꼬리표를 다는 것이 아니라 그것을 묘사하는 것이라는 것을 잊지 말자."

정기적인 동료 평가를 위한 체계를 만드는 데에 있어서 초기 단계에는 무엇보다 자연스럽게 진행되어야 하고 모든 참여자들이 정말 도움이 된다고 인식되게 하는 것이 중요합니다. 그렇지 못할 경우 학습자들은 부분적으로나 전체적으로 잠재적인 가치가 있는 이러한 학습 경험들에서 물러나게 될 것입니다.

👥 대체적 관점과 전략들을 찾도록 독려하라

집단이 함께 반성적 활동을 하는 이점 중의 하나가 학생들과 전공의들이 서로를 통해서 배울 수 있다는 것입니다. 한 학생이 어떤 상황에서 수행했던 것에 대해서 반성하고 난 이후에는 그 상황을 처리할 수 있었던 다른 방식들을 고려하게 됩니다. 이때 그 학생으로 하여금 다른 구성원들에게 추천할 만한 다른 관점이나 대체할 만한 전략이 있는지를 묻도록 독려해 보십시오. 이는 그 학생으로 하여금 동료들에게 도움을 구하는 연습을 하게하고 바람직한 평생학습 습관을 기르게 할 수 있습니다. 또한 스스로 이러한 요청을 함으로써 다른 이들이 그들의 아이디어로 자신을 짓누르고 높아지려는 시도에 의해 위신을 상하지 않게 될 것입니다. 학습자들이 다른 접근 방식을 시도할 가능성을 높이기 위해서는 서로 역할극을 통해 장차 본인이 직접 진료를 하게 될 상황에서 환자에게 말할 것과 수행할 것을 예행 연습하도록 이끄십시오.

📇 보편적인 원칙과 전략들 도출하도록 도우라

Irby(1986)은 임상실습 교육에 있어서 가장 취약한 연결점은 "독특한 경험들로 부터 다른 환경에서도 적용할 수 있는 보편적인 원칙들이 일반화될 수 있도록 이끄는 것"이라고 주장합니다. 그는 경험 이후의 토론과 반성이 학습의 과정에서 매우 중요하다고 강조하면서 그 이유를 이것을 통해서 그들의 경험들로부터 보편적인 원칙들을 추론할 수 있기 때문이라고 설명합니다. 학습자들이 자신의 경험과 동료의 경험으로 부터 보편적인 원칙과 전략들을 도출할 수 있도록 돕기 위해서 여러분은 다음과 같은 질문들을 할 수 있습니다.

- "철수가 사용했던 전략에 대해서 자네가 설명해보겠나?"
- "혹시 자네는 다른 상황에서 이러한 전략들을 사용해본 적이 있는가? 만약 그렇다면 자네는 그때 어떻게 했고 그 전략은 어느 정도 효과가 있었다고 생각하는가?"
- "자네는 장래에 이러한 전략들이 유용하게 적용될 것이라고 생각하는가?"

📇 반성 세션이 어떻게 진행되어야 더 많은 도움이 될 수 있는지에 대해서 학습자들이 생각해보도록 하라

집단이 유지된다는 것은 역동적인 생명체와 같이 성장하고 변화하는 것입니다. 집단 발달의 첫 번째 난계는 구성원들이 전형적으로 무엇을 하기로 되어 있는지에 대해서 불확실하다는 것입니다. 두 번째 단계에서는 집단의 과업과 어떻게 함께 일해야 할지에 대해서 다투게 됩니다. 이러한 갈등이 해결되면 세 번째 단계로 들어가게 되는데 신뢰와 조화를 특성으로 합니다. 그리고 생산성을 특징으로 하는 네 번째 단계로 들어서게 됩니다(집단의 발달 단계에 대한 다양한 설명은 Westberg & Jason 1996 참조하십시오).

여러분의 집단에서 문제가 더 심해지지 않고 여기서 학습자들이 각각의 세션에서 의도했던 것을 대부분 얻게 되는 네 번째 단계로 발전하기 위해서는 이러한 집단의 활동 중에서 잘한 것은 무엇이며 잘못한 것은 무엇인지에 대해서 구성원들이 생각해볼 수 있도록 해야 합니다. 이를 위한 질문들이 아래에 제시되어 있습니다.

- "우리가 함께하는 집단의 반성적 활동을 위해 마련한 양식이 어떻게 적용되는 것 같은가?"
- "자네의 수행에 대해 포괄적으로 반성하는 것과 피드백을 받는 것이 어느 시점에서 편안하게 느껴졌는가?"
- "만약 자네에게 불편한 점이 있었다면 어떤 점이 그랬는가?"
- "자네의 역할과 수행에 대해 확신을 가졌었나? 만약 그렇지 않다면 혼란을 줬던 이유가 무엇이라고 생각하는가?"
- "이러한 집단이 함께 하는 반성 활동에 자네 자신이 충분히 참여했다고 생각하는가? 만약 그렇지 않다면 무엇이 그걸 방해했다고 생각하는가?"

학습자들이 그들의 반성을 공유하고 난 이후에 어떤 중요한 사건이나 그들이 별다른 관심을 두지 않았던 주제가 있다면 그에 대해 여러분이 반성한 것을 제공하십시오. 그 다음에 여러분이 학습자들로 하여금 계속 유지하기를 원하는 내용과 다음 세션 동안에 변화하기 위해 노력하기를 바라는 것에 대해서 의견을 나누십시오.

👥 학습자들이 배운 것과 추구하고자 하는 학습 주제에 대해 요약하도록 하라

앞서 언급했듯이 스스로 요약해보기는 학습자들이 배웠던 것에 대한 교훈을 유지시키고 그들의 학습이 지속될 수 있도록 하는 책임감을 갖게 해줍니다. 이는 집단적으로 반성적 활동을 하는 데에 있어서도 마찬가지입니다. 학생이나 전공의들이 동료들이 참석한 가운데 그들이 배운 것에 대해 이야기 할 때 다른 구성원들도 각자가 배웠던 것에 대해서 되돌아 볼 수 있게 됩니다. 어떻게 그들이 자신의 학습 주제를 추구하고자 했는지에 대해서 이야기 하는 것은 이러한 목표에 더욱 집중할 수 있도록 해주며 그들의 계획을 보다 잘 추구할 수 있는 기회를 확대시켜 줍니다.

만약 어떤 세션이 개인적 경험에 초점을 두고 있다면 해당 학생은 자신의 질문들, 배운 것, 그리고 다음 단계를 요약하는 데에서 시작해야 할 것 입니다. 동료들이 각자 다른 사람들의 경험으로 부터 배우고 난 이후에 집단의 모든 구성원들은 자신들이 놓친 것에 대해서 공유하게 될 것입니다. 만약 이러한 세션의 초점이 집단이 함께 공유한 경험에 있다면 구성원들은 개인적 질문들과 배운 것들, 다음 단계들에 대해서 이야기를 할 것이며 이는 그들이 공유한 학습 주제를 함께 확인하고 세부 주제들에 대해서 누가 무엇을 할 것인지를 결정하는 데에 매우 중요한 역할을 할 것입니다.

🖇 학생들과 전공의들이 이미 알고 있는 것과 서로에게 배운 것에 대해 반성하도록 하라

제 1장에서 다룬 것과 같이 학습자들은 새롭게 이해한 것을 이전에 알던 것과 연결하면서 지식과 사고방식을 확장하게 됩니다. 그들이 이미 알고 있었던 것에 대해 인식하게 하는 것은 의료 전문직 분야에서 가끔씩 아무것도 모르겠다고 느끼게 되는 초보 학습자들에게 특히 도움이 될 수 있습니다. 동료들의 삶의 경험에 대해 듣는 것은 구성원들로 하여금 서로를 잘 알도록 해주며 이는 신뢰를 쌓는 것과 동시에 생산적인 협력을 위한 기대를 높이게 해줍니다.

특히 의료전문직 분야와 같이 함께 직무를 수행해야 하는 집단의 경우 구성원들은 각자가 배운 것에 대해서 요약하여 설명할 때 서로에게 배우고 있다는 것을 인식하게 됩니다. 만약 여러분이 집단의 구성원들로부터 배운 적이 있다면 학습자들에게도 그것을 이야기해 주십시오. 이러한 과정은 동료간 협력 관계를 드높이고 다른 이들과 함께 일하고 배우는 것에 대한 이점을 중요하게 여기는 데에 도움이 될 것입니다.

👥 다음 세션 준비하기

구성원 모두가 다음 세션이 언제 어디서 열리는 지, 어떤 준비를 해야 하는지, 그리고 역할과 책임이 무엇인지에 확실히 알 수 있도록 해야 합니다. 만약 여러분이 학습자들의 역할과 책임을 충분히 생각했다면 집단에 도움이 되는 조력자는 많은 방식에 있어서 훌륭한 부모가 되는 것과 유사하다는 것을 유념하셔야 합니다. 우리의 목적은 학습자들이 점진적으로 스스로 잘 수행할 수 있도록 하는 것입니다. 처음에는 학습자들이 배워야 할 것에 대해 지시해주고 본보기를 제공해야 합니다. 만약 우리가 직무를 잘 수행한다면 학습자들은 자신들이 배우는 것에 대해 꾸준히 스스로 책임감을 가지게 될 것이고 우리의 역할은 부모에서 코치로 바뀌게 될 것입니다. 결국에 우리의 존재는 희미해지며 필요할 때에 그들이 자발적으로 찾는 상담자가 될 것입니다. 이러한 변화를 이루기 위해서는 그들에게 그리고 그들을 위해 우리가 어떤 사람이 되는 것보다 그들 스스로 무엇이 될 수 있는지에 대한 입장에 서서 우리의 성공 여부를 규정해야 합니다(소집단을 돕기 위한 보다 자세한 논의는 Westberg & Jason 1996을 참조하시오).

결론

집단이 함께 반성적 활동을 하는 것과 피드백을 제공하는 것은 학습자들에게 다른 관점을 제공하고 의료진의 동료로서 역할을 할 수 있도록 준비시키는 것을 포함하여 많은 이점이 있습니다. 학습자들에게 동료들이 참여한 가운데 자기 평가를 해보도록 하는 것과 다른 이들에게 피드백을 제공하도록 하는 것 그리고 같은 상황에 대한 서로의 인식이나 느낌, 접근방법이나 해결방안에 대한 차이점들에 대해서 논의하게 함으로써 그들이 다른 사람들과 협력하여 일을 수행할 수 있도록 준비시킬 수 있습니다. 하지만 반성적 활동의 가치를 폄하하거나 학생들을 가혹하게 비하하는 방식으로 대하고 그들 간에 경쟁만을 강조하는 기관에서는 학습자들을 집단적 반성 활동에 참여시키는 것이 매우 어렵습니다. 하지만 이러한 환경에서도 교육자들은 학생들과 전공의들이 서로의 학습에 기여하도록 하는 좋은 집단을 만들어갈 수 있습니다.

!

상호간 반성적 사고와
피드백을
제공할 수 있도록 돕기

학습자들이 함께 성찰하고
서로 피드백을 줄 수 있도록 돕기

☑

나는 …

☐ 학습자들이 경험한 것에 대해 집단적으로 성찰하기 위한 시간을 가지는 것에 대한 중요성을 이해할 수 있도록 돕는가?

☐ 집단적 반성 세션에 적용할 일련의 양식에 대해서 학습자들과 논의를 하는가?

☐ 학습자들이 반성과 피드백을 불편함이 없이 하기 위한 환경을 만드는 데에 기여하는가?

☐ 학습자들이 서로 함께 일을 수행하기 위한 기본적인 규칙을 설정하는 데에 도움을 주는가?

☐ 만약 어떤 학생이 자신의 경험에 대해서 집단적인 반성을 하고 있다면 그 학생에게 집단의 다른 구성원들로부터 받고 싶은 도움이 무엇인지를 규정해보도록 물어보는가?

☐ 만약 집단이 함께 한 경험에 대해 반성하고 있다면 핵심 주제가 무엇인지를 고려하는가?

☐ 학생들과 전공의들이 서로 스스로의 반성을 함양시킬 수 있는 방법을 배울 수 있도록 돕는가?

❏ 반성과 구성적인 피드백을 제공하기 위한 모범적인 방식을 제공하는가?

❏ 학습자들이 서로에게 균형적인 비평을 제공할 수 있도록 돕는가?

❏ 만약 어떤 비평이 구성적이지 않고 일방적으로 비방하는 형태일 경우 중재하는가?

❏ 학습자들이 보완하거나 대체할 수 있는 관점과 전략을 찾도록 격려하는가?

❏ 학습자들이 보편적인 원칙과 전략을 도출하도록 돕는가?

❏ 학습자들이 참여한 세션의 과정에 대해 반성하도록 이끌고 다음 세션이 어떻게 하면 더 나아질 것인지에 대해서 의견을 제시하도록 이끌었는가?

❏ 학습자들이 배운 것과 그들이 추구하고자 하는 학습 주제에 대해서 스스로 요약해볼 수 있도록 하는가?

❏ 학생들과 전공의들이 이미 알고 있는 것과 서로에게 배운 것에 대해서 반성하도록 이끌었는가?

❏ 다음 세션에 대해 논의하고 적절한 운영을 위해 조정하는가?

"Patients are the best teachers for health professionals and their students"

환자들을 치료하고 돌보기 위한 출발은 그들로 부터 정보를 얻는 것이다. 또한 그들에게 적합한 처방을 제공하더라도 적극적으로 따르거나 참여하지 않는다면 효과가 떨어질 수밖에 없다. 이들과의 원활한 소통과 관계 맺기를 잘하기 위해서는 어떻게 해야 할까?

의료진의 환자에 대한 태도나 대화 방식의 적절성에 대해서는 실제 환자들이 가장 잘 알고 있다. 그렇다면 환자들로 부터 직접 자신이 진료 받는 것 혹은 학생들의 환자에 대한 태도나 대화방식의 교육에 참여하도록 하는 것은 어떨까? 이를 위한 적절한 방법은 무엇일까?

CHAPTER 8

환자들로부터 피드백을 도출할 수 있도록 돕기

Helping Learners Elicit Feedback From Patients

8 환자들로부터 피드백을 도출할 수 있도록 돕기

환자들은 학습자들이 공식적인 교육을 받는 동안이나 이후에 직업 활동의 전반적인 과정에 있어서도 피드백을 제공해 줄 수 있는 중요한 원천입니다. 사람들을 돕는 것이 의료 전문직의 가장 우선적인 목적이기 때문에 이러한 사람들이 실제 도움을 받는다고 느끼는지를 확인하는 것이 매우 중요합니다. 만약 환자들이 의료전문직에 종사하는 실무자들이나 기관이 도움이 되지 않는다고 한다면 그들의 걱정에 귀를 기울이고 적합한 대응을 해야 합니다.

교육자들은 진료 과정에서 환자가 적극적으로 참여하거나 파트너가 될 경우 가장 긍정적인 결과를 낳을 수 있다는 것을 널리 인지하고 있습니다. 환자와 의료실무자 간에 성공적인 동료의식을 형성하기 위해서는 어떤 것이 효과적이고 그렇지 않은지 그리고 진행 과정이 더욱 성공적이기 위해서는 무엇이 수행되어야 하는지에 대한 대화가 필요합니다.

어떤 실무자들과 의료 기관들은 정기적으로 환자들의 피드백을 이끌어냅니다. 그들은 환자들이 병원을 방문한 이후나 처음 진료를 받고 난 이후에 설문 조사 시행을 통해서 혹은 이후에 우편을 통해서 이러한 피드백을 얻습니다.

일부 학교들과 의료 기관들은 실제 환자들과 표준화 환자들이 교육 프로그램을 도울 수 있도록 초청합니다(Kahn, Cohen & Jason 1979; O'Conner, Albert & Thomas, 1999; Stillman, Regan, Philbin & Haley 1990). 일부 지역 병원 프로그램은 의료 전문직 학생 교육에 있어서 지역 지도자를 참여시킵니다(McGrew & Kaufman 1999). 하지만 대부분의 프로그램들은 이러한 풍성한 자원들을 충분히 활용하지 못할 뿐더러 시작도 제대로 하지 못하고 있습니다. 실제 진료를 받고 난 이후 환자들은 학생, 전공의 혹은 실무자들이 다음과 같은 내용에 대해 어떻게 수행하고 느꼈는지에 대해서 관찰한 바를 제공할 수 있습니다.

- 환자에게 위엄과 존경을 가지고서 대했는지
- 환자가 스스로의 염려를 표현할 수 있는 기회를 제공했는지
- 환자의 염려에 대해 주의 깊게 들었는지
- 환자가 이해할 수 있는 언어로 정보를 제공했는지
- 환자에게 도움이 되는 조언을 제공했는지

> • 환자에게 합리적으로 수행할 만한 치료 계획을 제안했는지
> • 환자에게 질문들을 유도하고 그에 대해 대답했는지

진료 과정에 대한 환자들의 반성과 이에 대한 이야기가 특별히 가치 있는 것은 그들을 진료한 학습자가 속마음을 털어놓을 만한지, 신뢰할 만한지, 자신을 진심으로 돌보는지에 대해서 유일하게 알고 있기 때문입니다. 또한 그들만이 학습자들이 검진할 때에 환자가 어떻게 느꼈는지를 말해줄 수 있습니다. 게다가 치료 계획을 제대로 수행하는지 그들만이 알고 있습니다. 만약 일부 환자들이 어떤 학습자에 대해 자신들의 염려에 귀 기울이지 않거나 위엄과 존중을 가지고서 대하지 않는다고 일관되게 부정적인 피드백만을 제공한다면 이러한 피드백은 더욱 면밀한 확인이 필요합니다.

만약 환자들의 피드백이 평가에 있어서 중요한 위치에 있다고 한다면 학생들은 교사들의 피드백보다 더욱 진지하게 받아들일 것입니다. 어떤 학습자가 환자들이 이해할 수 없는 언어들을 자주 사용한다는 교육자의 지적이 있더라도 환자들이 그가 사용하는 어떠한 단어들도 이해하지 못하는 것이 없다고 한다면 이러한 지적을 거부할 것입니다. 저희들은 학습자들 대부분이 환자들로 부터 직접 들었던 것에 대해서는 즉각적으로 변화하기 위해 열심을 낸다는 것을 자주 보았습니다. 많은 전공의들과 실무자들이 환자들의 피드백을 기반으로 변화한다는 연구들도 있습니다(Cope, Linn, Leake & Barrett 1986; Hearnshaw, Baker, Cooper & Soper 1996).

언제 어떻게 환자들로부터 피드백을 도출할 것인지 결정하기

여러분들이 환자들로 부터 피드백을 도출하는 데에 사용할 수 있는 몇 가지 전략들이 있습니다.

환자들에게 피드백 양식들을 작성하도록 요청하라

학습자들이 환자와 소통하는 것을 평가하는 데에 사용할 수 있는 있는 양식을 만드는 데에는 많은 시간이 걸립니다. 이를 환자들로 부터 얻어 내거나 그들이 사용할 수 있도록 하는 것이 단번에 이루어지 않기 때문 입니다. 하지만 이러한 피드백이 너무도 가치가 있기 때문에 이를 위한 노력이 꼭 필요합니다. 일단 양식이 만들어지고 자료를 얻는 체계가 자 리를 잡게 되면 여러분들은 많은 학습자들에 대한 자료들을 시간이 지 남에 따라 거의 자동적으로 수집할 수 있게 됩니다. 만약 학습자들이 이 러한 피드백이 중요하다고 여기게 되면 이후에 스스로의 수행에 있어 서 이러한 양식들을 적용할 것입니다.

이러한 양식들은 환자들로 하여금 그들을 돌보는 학습자가 어느 정 도 존중해줬는지, 말에 귀를 기울였는지, 질문을 할 수 있도록 이끌었는 지에 대해서 정보를 제공할 수 있도록 간단하고 쉽게 작성되어야 합니 다. 여러분은 학습자들과 환자들에게 이러한 양식들을 만드는 데에 도 움을 청할 수 있습니다. 또한 이러한 양식을 사용하기 전에 다양한 환자 들에게 확인을 받아야만 합니다.

여러분은 이러한 양식들을 가지고서 조사하는 것을 무기명으로 할 것인지 일부 인구학적 정보를 수집하는 것이 용이하거나 혹은 유용한 지에 대해서 결정하셔야 합니다. 예를 들어 만약 학습자들이 다양한 환자들에 대해서 다르게 인지되거나 혹은 다르게 행동하는지를 여러분이 확인하고 싶다면 환자들로 하여금 그들의 연령대, 성별이나 다른 관련 특성들을 피드백 양식에 반영하는 것이 필요할 것입니다.

양식들을 어떻게 배부할 것인지를 결정할 때에도 모든 환자들에 대해서 각각의 진료 마지막 시점에 나누어줄 것인지 아니면 다른 방법을 적용할 것인지를 동료와 학습자들에게 물어보십시오. 이와는 다르게 환자들에게 우표가 붙어있고 주소가 적힌 환수 봉투를 동봉하여 우편으로 보낼지도 고려하십시오. 여러분과 학습자들이 시기적절하게 구성적인 방식으로 환자들의 피드백을 살펴볼 수 있도록 자료를 어떻게 수집할 것인지에 대해서도 생각하셔야 합니다.

학습자들에게 동일한 평가 양식들을 작성하도록 요청하라

학습자들로 하여금 환자들이 작성하는 평가 양식을 동일하게 작성하도록 하는 것은 여러분들과 학습자들의 자신의 수행에 대한 인식이 환자들의 피드백과 어느 정도 일치하는지 알게 해 줄 것입니다. 만약 많은 환자들이 어떤 학생을 인식하는 것과 그 학생이 자신에 대해 인식하는 것에 차이가 있다면 여러분은 학습자들과 토론할 중요한 주제를 가지게 된 것입니다.

학습자들로 하여금 환자로 부터 정기적으로 비공식적인 피드백을 도출하도록 하라

환자들에게 양식에 맞는 피드백에 추가적인 것을 요구하거나 그것 대신에 학습자들이 환자들로부터 비공식적이지만 직접적으로 피드백을 얻도록 할 수 있습니다. 어떤 환자가 처음 진료 방문할 때부터 각각의 방문의 마지막 시점에 학습자들로 하여금 다음과 같은 질문들을 환자에게 제기하고 대답할 수 있는 몇 분의 시간을 할애하게끔 해보십시오.

- "이번 진료에서 저에게 말하지 못한 염려되는 점이 있었습니까?"
- "제가 말씀드린 내용 중에서 혹시 환자분께서 명확하게 이해하지 못한 부분이 있었습니까?"
- "저에게 질문하고 싶은 다른 궁금한 점이 있었습니까?"

학습자들은 입원 환자나 집에서 간호를 받는 환자로부터도 피드백을 도출할 수 있습니다. 만약 학습자들이 환자들로부터 피드백을 도출하도록 요청한다면 다음과 같은 단계들을 고려하실 수 있습니다.

- 학습자들에게 환자들로부터 직접 피드백을 얻는 것이 중요한 이유를 이해시키기
- 학습자들이 있는 상황에서 모범보이기
- 환자들만이 제공할 수 있는 피드백의 종류에 대해 토론하기

- 환자들로부터 얻고자 했던 특별한 정보들에 대해서 학습자들이 깊이 생각할 수 있도록 돕기
- 학습자들이 하고 싶은 질문들을 구성하고 이를 제기할 수 있도록 연습시키기
- 학습자들이 환자들로 부터 처음 피드백을 도출하려고 노력할 때 그들의 전략이 어떻게 작용했는지 다음에는 어떻게 다르게 하고 싶은지에 대해서 반성할 수 있게 하기
- 환자들로부터 피드백을 도출하는지 정기적으로 확인하고 이를 통해 배운 것이 무엇인지를 확인하기

표준화 환자 적용을 고려하라

표준화 환자들은 어떤 증상과 과거 병력 그리고 생명에 특정 문제가 있음을 연기할 수 있도록 훈련받은 사람들입니다. 그들은 학습자들이 제대로 된 질문을 하지 못하거나 효과적인 의사소통을 하지 못할 경우 이러한 증상이나 질환과 관련된 정보들을 드러내지 않습니다. 일부 표준화 환자들은 구성적인 피드백을 제공하는 방법에 대해서도 훈련을 받습니다.

학습자와 표준화 환자 간의 역할극은 교실이나 진료실에서도 일어날 수 있습니다. 이때 학습자들은 면담이나 검진 혹은 환자의 상태에 대한 정보나 치료 방법을 제공하는 과업을 부여받게 됩니다. 학습자들이 어떤 역할을 추정해서 하기보다는 그 자신이 되어서 과업을 수행할 것을 추천해야 합니다. 여기서 학습자와 표준화 환자 모두 어떤 맥락적 상

황을 부여받게 됩니다. 예를 들면 환자는 두통으로 처음 병원을 방문한 것으로 제안할 수 있습니다. 이러한 역할극은 대체로 5분에서 10분으로 제한하고 때때로 비디오 녹화를 합니다.

역할극이 끝난 이후에 학습자는 표준화 환자나 교육자 혹은 둘과 함께 자신의 수행을 되돌려 봅니다. 이때 다른 학습자들이 함께 볼 수도 있고 평가를 하는 데에 참여할 수도 있습니다. 이러한 재검토를 통해 학습자는 상호작용을 다시 연습해볼 수도 있는데 자신의 처음 경험을 통해 배운 것들을 한두 가지 적용해 볼 수도 있습니다.

표준화 환자들은 지난 수 십 년 동안 의료전문직 종사자를 양성하는 학교에서 학생들을 가르치는 데에 적용되었습니다(Jason et al 1971; Kahn et al 1979; O'Connor, Albert & Thomas 1999). 표준화 환자들을 다양한 과정에 적용하기 위해 이들을 훈련시키는 학교 수가 증가하는 추세입니다(표준화 환자 선발과 훈련 방법에 대해서는 Westberg & Jason 1994b를 참조하시오).

새로운 술기를 연습할 때 실제 환자를 대상으로 할 수 없기 때문에 그에 맞는 특정 질환이나 개별적 특성을 갖추도록 표준화 환자를 훈련시켜서 적용하는데 여기에는 많은 이점이 있습니다. 이들 중에서 피드백을 제공하는 훈련까지 받은 이들은 학습자들에게 인지적으로나 정서적으로 지지해주는 방식으로 유익한 정보를 제공합니다. 학습자들이 실제 환자들과 이야기하는 데에 민감하여 문제가 될 수 있는 주제에 대해서도 표준화 환자들을 대상으로 연습할 수 있을 뿐만 아니라 피드백을 받을 수 있습니다.

표준화 환자들을 교육에 적용할 때 준비나 진행과정에 있어서 다음과 같은 단계들을 고려해볼 수 있습니다.

- 어떠한 정보가 학습자들에게 가장 도움이 되는지를 확실히 이해시키기
- 피드백을 제공할 수 있도록 안내해 주는 체크리스트나 평가표 만들기
- 학습자들이 표준화환자들과 역할극을 하는 데에 있어서의 경험과 편안함을 확인하고 잠재적인 문제 해결을 위해 노력하기
- 역할극 이후에 표준화 환자들의 피드백을 받기 전에 학생들에게 자신의 경험에 대한 성찰을 공유시키기
- 학습자와 표준화환자가 그들의 상호작용에 대해 성찰한 이후에 여기서 배운 것을 학습자가 다시 역할극을 해보게 하기
- 다시 한 역할극에 대해서 학습자들에게 성찰하도록 하기

학습자들이 스스로 더욱 발전시켜야 할 술기들이 있다는 것과 표준화 환자들이 이것을 도울 수 있다는 것을 더 깊이 인식할수록 이러한 세션에 더 많이 참석하려고 할 것입니다. 어떤 전공의가 화가 난 환자를 보다 효과적으로 대응할 수 있는 방법을 배우고자 한다면 표준화 환자에게 이러한 조건을 요청하여 연습할 수 있습니다. 역할극을 재검토하는 동안 전공의는 새로운 전략을 적용한 것에 대해서 표준화 환자가 어떻게 느꼈는지 그리고 또 다르게 적용해 볼 수 있는 전략들을 물어볼 수 있습니다.

👥 학습자들이 환자 역할을 해보도록 하라

교실에서는 학생에게 환자 역할을 하도록 해보십시오. 물론 환자 역할을 하는 학생에게 증상과 병력에 대한 간단한 정보를 제공해야 합니다. 또한 표준화 환자를 적용할 때와 같이 맥락적 상황도 제공해야 합니다. 이때 역할극은 5분 이내로 조금 더 짧게 하고 두 학생이 모두 이러한 경험에 대해서 각자의 입장에서 집단적인 성찰을 하게 해보십시오.

표준화 환자가 투입된 역할극에서 얻을 수 있는 대부분의 이점들을 이처럼 동료들 간의 역할극에서도 얻을 수 있습니다. 표준화 환자를 적용하는 것과는 다르게 이러한 동료간 역할극에서는 표준화 환자를 선발하고 훈련시킬 필요가 없으며 상당히 자연스럽게 이루어질 수 있습니다(수업이 진행되는 과정이나 교육이 이루어지는 활동 중에서도 그에 맞는 간단한 시나리오를 개발하여 적용하실 수 있습니다).

동료간 역할극의 주요 이점은 학습자들로 하여금 환자 역할을 하게 함으로써 그들의 관점을 이해할 수 있게 한다는 것입니다. 이러한 역할극에서 실무자들이 거들먹거리는 태도를 취하고 학생들이 민감한 환자의 역할을 하게 하면 남을 무시하거나 심판하려고 하는 자세를 취하는 실무자들에게 환자들이 자신의 정보를 드러내기가 얼마나 어려운지에 대해서 인식하게 될 것입니다. 그리고 환자들의 입장을 더욱 공감하게 될 것입니다. 동료간 역할극의 한 가지 단점은 학습자들이 역할극을 하는 동료를 잘 알기 때문에 그 역할에 실제 해당하는 사람으로 쉽게 생각하지 못할 수도 있다는 점입니다.

일반적으로 진단하는 것에서 시작하십시오. 학습자들이 동료들과 역할극을 하는 경험과 여기서 불편함이 없는지를 확인하고 그들이 하는 경험에 있어서 문제를 발견했다면 해결하십시오. 만약 여러분이 환자의 입장, 즉 학습자가 환자가 되는 것에 대한 경험에 주목하게 된다면 환자 역할을 한 학습자가 처음 느꼈던 감정에 대해서 다른 이들과 공유하도록 하십시오. 그 학습자가 환자의 입장에 대해 보다 공감할 수 있도록 자신이 과거 환자였을 때 경험을 그려보도록 이끌어 주십시오. 표준화 환자와의 역할극을 할 때와 마찬가지로 학습자들이 처음 경험에서 얻은 교훈을 다시 역할극을 통해 적용해보도록 하십시오. 학습자들에게 실제 환자를 대상으로도 도저히 불가능한 상황, 즉 위험하거나 불편한 주제나 내용에 대해서도 시도해볼 수 있도록 독려하십시오. 두 번째 역할극에서 어떠한 것이 개선되었고 그렇지 않은지 그리고 어떻게 느꼈는지에 대해서 성찰하도록 이끄십시오.

👥 학습자와 표준화환자간의 상호작용을 비디오 녹화하고 이들이 함께 재검토하도록 하라

앞에서 학습자들과 환자들 간의 상호작용을 비디오 녹화하는 것에 대해 재검토 시간에 확인해야 할 몇 가지 내용을 제시했지만 이는 환자가 없는 상태를 전제로 한 것입니다. 이러한 재검토 시간에 표준화 환자나 실제 환자가 참석한 상황에서도 이와 동일한 몇 가지 이점들이 있습니다. 녹화가 되어 있기 때문에 이들 간의 상호작용을 할 때에 어떤 일이 일어났는지 추론할 필요가 없습니다. 이렇게 녹화된 것은 학습자들과 표준화 환자들이 그 상황에서 어떤 생각과 느낌이었는지 그리고 그들이 부분적으로나 통째로 잊어버린 것에 대해서 즉각적으로 기억나게 해줍니다. 또한 학습자들과 환자들 그리고 관찰자들이 처음에는 보지 못했던 것을 보게 해줍니다.

많은 학교들과 프로그램에서 이러한 녹화 장비들을 이제 자체적으로 갖추고 있는 실정입니다. 적어도 모니터 시설은 갖추고 있기 때문에 여러분 자신의 것이나 가까운 이들에게 캠코더를 빌리기만 해도 이러한 방식을 적용할 수 있습니다. 삼각대 위에 캠코더를 설치하고 여러분이 원하는 화면 틀을 맞추시면 됩니다(비디오 녹화와 활용법에 대한 자세한 내용은 Westberg & Jason 1994b를 참조하시오).

재검토 시간 이전에 학습자들에게 이것이 환자와 상호작용할 때 그들 내면에 어떠한 일이 벌어지는지에 대해서 알 수 있는 유일한 기회라는 점을 이야기해 주십시오. 학습자들이 알고자 하는 것 중에서 특별한 점이 있는지에 대해서 확인하십시오.

학습자들과 환자들이 비디오를 재검토 하는 것에 대한 목적과 이를 어떻게 진행할 것인지에 대해서 명확히 알도록 해야 합니다. 녹화된 테이프를 보기 전에 학습자와 환자에게 공유할 만한 과도한 반응이 없었는지에 대해서도 물어보십시오. 이러한 첫 단계가 여러분과 그들이 중요한 주제를 인식하는 데에 도움을 주며 모두가 주제를 우선시하도록 해주며 함께 하는 시간을 가장 잘 사용하도록 해줄 것입니다.

학습자가 리모컨을 조작할 수 있도록 하되 여러분이 질문하거나 어떤 언급을 할 필요가 있을 때 신호를 주겠다고 하십시오. 다음은 여러분과 학습자가 환자들이 언급해주기를 원하며 할 수 있는 질문의 내용입니다.

- 상호작용 중에 불편함이나 어려움이 있었다면 무엇인지
- 충분히 표현하지 못했던 생각과 감정들이 있었다면 무엇인지
- 학습자의 행위나 표현 중에서 특히 도움이 되거나 혹은 산만하거나 성가신 점은 무엇인지
- 하고 싶은 말을 보다 쉽게 하게 해주거나 오히려 어렵게 한 것은 무엇인지

만약 표준화 환자가 피드백을 제공하는 방법을 훈련받지 못했다면 최소한 처음에는 여러분이 몸소 피드백을 도출해야 할 것입니다. 하지만 가능한 학습자들이 많은 기회를 가질 수 있도록 하고 환자가 반성하고 피드백을 제공할 때에는 비디오를 정지시키는 것이 좋습니다.

실제 환자를 녹화하고 학습자와 함께 재검토 하는 데에 초대하라

여기서 우리가 주목하는 것은 임상 교육의 초기 단계에 있는 학습자들과 학습자들이 계속해서 진료할 수 없는 환자들입니다. 고학년 학생들과 전공의들은 그들이 진료하거나 지속적으로 관여하는 환자들과 함께 비디오를 재검토할 수 있습니다. 하지만 학습자와 환자라고 하는 의료 관계를 해치지 않는 방식으로는 심도있는 재검토가 이루어지기 어려울 뿐더러 이에 대한 논의는 여기서 우리가 설명하고자 하는 범위를 넘어서는 것입니다.

만약 여러분의 학생이 여러분의 환자들 중의 한 명과의 상호작용하는 것을 녹화해야 한다면 이러한 전반적인 진행과정에 불편함이 없고

학생들에게 도움이 되는 피드백을 제공할 수 있는 사람을 선택하는 것이 좋습니다. 정기적으로 학생들과 재검토를 하는 환자에게는 이에 대해서 세심하게 이야기 해주는 것이 좋습니다.

여러분이 진료실에서의 상호작용을 녹화한다면 비디오를 재생할 수 있는 장치를 갖추고 진료 일정에 방해를 받지 않고서 재검토 할 수 있는 공간을 찾아야 합니다. 또한 환자로부터 공식적인 동의 서류를 받아야만 하며 학습자들과 비디오를 재검토하는 데에 어떠한 내용이 있는지 환자에게 알려야 합니다. 이에 대한 목적과 개괄적인 내용 및 자신들의 역할이 무엇인지 등 그들이 참가 여부를 결정할 수 있도록 충분한 정보를 제공해야 합니다.

대부분의 환자들은 임상 상황에 놓이게 되면 연약해지기 마련입니다. 그에 따라 피드백을 제공하는 데에 있어서도 혹시라도 어떠한 염려가 있는지를 명확하게 논의해야 합니다. 저희와 이런 일에 종사하는 다른 사람들의 경험에 비추어 봤을 때 대부분의 환자들을 피드백을 기꺼이 제공하고 싶어 합니다. 사실 그들 중에서 많은 이들이 이러한 요청을 받은 것에 대해서 즐거워합니다. 하지만 처음 시작 단계에서는 쉽지 않은 점도 있습니다. 그들이 단순히 부정적인 피드백만을 하지 않을까 하는 것과 앞으로 그들이 진료를 받는 데에 이러한 경험이 부정적인 영향을 미치지 않을까 하는 것입니다. 그에 따라 환자들로 하여금 자신이 어떤 이야기를 하던지 간에 좋은 진료를 받게 될 것이라는 점을 알게 해야 합니다.

녹화된 비디오를 재검토하기 전에 먼저 환자에게 감사를 표하며 이러한 세션의 목적을 설명하고 환자분이 학습자의 교육을 위해 제안해 주어야 할 것에 대해서 되풀이하여 언급하는 방식을 통해 친근하며 지지적이며 존중받는 분위기를 만드십시오. 자신과 상호작용하며 녹화했던 학생에게도 감사를 표하게 하고 환자의 피드백에 진심으로 귀를 기울일 경우에 환자는 더욱 기분이 좋아지며 긴장을 풀 수 있게 될 것입니다.

표준화 환자와 재검토를 할 때와 마찬가지로 리모컨을 해당 학생이 조작하도록 하되 이번에는 환자가 언급하거나 질문할 내용이 있을 경우 재생을 정지시킬 수 있다고 이야기 하십시오. 그리고 여러분도 이와 같이 정지 신호를 줄 것이라고 말하십시오.

여러분이 그 환자로부터 가장 솔직한 생각들을 얻고 싶다면 녹화된 테이프를 보기 전에 그 분의 전반적인 느낌이나 생각을 먼저 말해 달라고 요청하십시오. 여러분이나 그 학습자는 다음과 같이 말할 수 있습니다.

- "녹화된 테이프를 함께 보기 전에, 혹시 공유하고 싶은 학습자의 일반적인 반응들이 있었습니까?"
- "이러한 녹화 경험이 어떠하셨습니까?"

다시 보기를 시작하기 전에 환자에게 다음과 같이 이야기해보십시오.

- "우리가 비디오를 볼 때 당시에는 언급하지 못했던 생각이나 감정이 떠오르시면 학생에게 신호를 주십시오. 또한 그 학생이 당시에 특별히 도움이 되거나 성가시게 한 점이 있을 경우에도 정지해 달라고 해 주십시오."

학습자나 환자 모두 비디오 재생 중에 화면 정지를 요청하지 않는다면 여러분이 핵심적인 지점에서 직접 정지시키는 것을 고려해야 합니다. 만약 환자가 녹화된 것에 대해 긴장감을 보이기 시작하면 학생에게 정지를 요청하고 다음과 같이 환자에게 물어보십시오. "저 때에 환자분이 무엇을 생각하거나 느꼈는지 기억나십니까?"

환자들이 개인적인 것으로 유지하고 싶은 것에 대해 말해야 한다는 압박감을 느끼지 않도록 하기 위해서는 세션을 시작할 때에 그들이 불편하게 여기지 않는 것에 대해서만 이야기 하고 여러분은 그러한 바램을 존중할 것이라고 말해주어야 합니다. 세션이 끝난 이후에 그 환자 분이 압박감을 느꼈다고 생각이 들면 이러한 기본적인 원칙을 되풀이해서 이야기해주십시오.

녹화된 테이프를 재검토하는 또 다른 방식은 해당 학습자가 선택한 주제에 초점을 맞추는 것입니다. 예를 들어 재생하기 전에 학생이 다음과 같이 이야기 하는 것입니다. "저는 진료할 때 환자에게 보다 명확하게 설명하는 방법을 배우고자 합니다. 제가 불분명한 단어나 말을 할 때 정지해 달라고 해주십시오."

재검토 세션 전반에 걸쳐서 피드백은 구성적이어야 합니다. 비구성적인 피드백에 대해서 학습자를 보호해야 할 때도 있습니다. 거의 대부분의 경우에는 문제가 없습니다. 사실은 오히려 여러분이 때로는 악역을 맡아야 할 경우가 있습니다. 많은 환자들은 과도하게 칭찬할 뿐더러 처음에는 불만이 있거나 염려하는 것을 표현하는 데에 있어서 어려움을 가집니다. 학습자를 위해 최대한의 이점을 도출하기 위해서는 그 환자 분이 경험했던 곤란한 점을 설명해주기 위해 초대했다는 점을 되풀

이해서 이야기해 줄 필요가 있습니다. 학습자가 이러한 평가를 받는 데에 개방적이라는 것을 스스로 알려주면 여러분의 요구가 더욱 설득력 있을 것입니다. 환자가 건설적인 기여를 할 때 여러분이 인정하고 칭찬하면 이러한 과정을 보다 수월하게 진행할 수 있습니다. 하지만 환자가 너무도 비합리적으로 가혹하거나 비판적일 경우에는 환자가 이야기를 하고 있는 중이라도 개입하여 구성적 피드백이 될 수 있도록 이끌거나 때로는 세션을 중단시켜야 할 때도 있습니다.

여러분이 학생과 단 둘이 있을 때까지 피드백을 제공하지 않아야 할 때도 있습니다. 환자와 함께 하는 재검토 세션이 여러분이 이끄는 리뷰 세션을 대체하지는 못합니다. 학생의 수행에 대한 여러분의 관찰 중에서 부정적인 언급은 학생과 단 둘이 개별적으로 이야기 할 수 있을 때까지 미루는 것이 상책입니다. 심지어 학생과의 개별적인 리뷰 세션에서도 피드백을 제공하기 전에 학생 스스로가 먼저 더 많은 반성을 해볼 수 있도록 해주는 것이 필요합니다. 환자와 함께 재검토 세션을 가지는 동안에는 여러분이 최우선으로 해야 할 일은 환자와 학습자 사이에 의미 깊은 대화가 이루어지도록 돕는 것입니다.

환자와의 재검토 세션이 끝나기 바로 전에 해당 환자가 불편함이 없는지 확인하고 필요한 후속조치를 취하셔야 합니다. 한 가지 가능한 부작용은 이러한 재검토 세션이 환자들에게 부정적인 영향을 미칠 수 있다는 것입니다. 우리와 함께 일했던 대부분의 환자들은 학습자들의 발전에 대한 자신의 기여에 대해 긍정적으로 생각하고 그들도 이러한 세션에서 의료전문직 교육자와 학습자들의 노력과 그들과 소통하는 방식을 배웠다는 것입니다. 하지만 일부 환자들의 경우 이전까지는 미처 생각지 못했던 걱정들과 과거의 통증을 다시 일깨우는 경우도 있을 수 있습니다. 그에 따라 세션의 마지막 시점에서는 환자들의 반응들에 대해서 이야기를 나누고 거론되었던 주제와 관련하여 환자 분이 최선을 다해 기여했고 역할을 잘 마무리했다는 것을 확인해주어야 합니다. 만약 후속 모임이나 환자를 위해 추가적인 것이 필요할 경우 적절한 조치가 이루어지도록 해야만 합니다.

결론

환자들은 피드백을 위해 잠재적으로 매우 중요한 자원입니다. 의료 전문직 종사자들의 주요 과업은 보살핌이 필요하여 자신들을 의지하는 사람들에게 기꺼이 도움을 제공하는 것입니다. 따라서 이러한 사람들이 진정으로 도움을 받아왔다고 느끼는지를 확인하는 것이 매우 중요합니다. 환자들을 정기적으로 학습과정에 참여시킴으로써 다음과 같은 두 가지 중요한 목적을 달성할 수 있습니다. 첫째, 학습자들로 하여금 이러한 정보의 유일한 자원에 다가갈 수 있게 할 수 있습니다. 둘째, 학습자들이 자신의 직업 경력 전반에 걸쳐 잠재적인 가치가 될 환자들을 총체적으로 이해하고 소통할 수 있는 각기 나름대로의 방식을 개발하도록 도와줄 수 있다는 것입니다.

맺는말

여러분이 이 책을 읽기 전에 반성적 사고를 함양시키는 것과 피드백을 제공하는 것에 대한 중요성을 확신하지 못했다고 하더라도 이제는 이에 대한 가치를 충분히 이해하고 소중히 여기시리라고 기대합니다. 또한 학습자들의 공식적인 교육의 첫 날부터 교실과 실습 병원 그리고 지역 병원에서도 가치로운 경험을 가져야만 한다는 것에 대해서도 확신을 가지시길 바랍니다. 학습자들은 실제나 가상 상황에서 정보 수집, 임상 문제 깊이 생각하기, 환자로 부터 정보 도출하기, 신체 검진, 문헌 고찰, 새로운 지식의 환자 진료 적용, 복잡한 정보 환자에게 전달하기, 치료, 동료와 협력하기 등을 충분히 연습할 수 있는 기회들을 가져야만 합니다. 그리고 난 후에 교육자와 동료들이 있는 상태에서 이러한 경험들을 성찰하고 이들로 부터 생각과 피드백을 얻도록 해주어야 합니다. 또한 이 과정에서 실제 환자와 표준화 환자로부터 피드백을 얻는 것도 필요합니다.

이 책에서 학습자들의 반성적 사고를 함양시키는 것과 여러분의 성찰한 것과 피드백을 제공하기 위해 고려해야 할 많은 단계들을 제시했습니다. 학습자들이 스스로 반성적 사고를 함양하는 것과 소규모 집단에서 서로에게 피드백을 제공하는 데에 도움 될 만한 전략들도 제시했습니다. 또한 학습자들이 실제 환자와 표준화 환자로 부터 피드백을 도출하는 데에 필요한 방법들에 대해서도 살펴보았습니다. 이러한 전략들이 여러분이 가르치는 현장에서 실제적 도움이 되기를 바랍니다.

이 책은 교육 현장의 최전선에서 사명을 다하는 분들을 위해 썼습니다. 하지만 이렇게 추천하는 교육 방법을 만약 여러분이 근무하는 환경에서 쉽게 받아들이지 못할 경우 어떻게 해야 할지에 대한 중요한 주제는 다루지 못했습니다. 과도한 경쟁적 문화를 가지고 있으면서 성찰에 대한 가치를 폄하하는 학교나 전공의 수련병원에서는 특히 이를 적용하는 것이 매우 힘들다는 것을 알고 있습니다. 기관에서 영향력이 큰 분들의 경우 이에 대한 아이디어를 적극적으로 수용하여 직접 바꿀 수도 있지만 이러한 아이디어와 방법에 대한 가치보다 다른 것에 더 높은 가치를 가지신 분이라면 오히려 이러한 변화를 추구하고자 하는 교육자들의 노력들을 방해할 수도 있습니다. 현재의 상황을 강하게 수호하려는 이들은 그들에게 필요한 자원이자 정치적 지원이 될지도 모를 미래지향적인 혁신자들을 거부하는 경향이 많기 때문입니다.

여러분이 속한 기관이 반성적 사고를 폄하하고 학습자들에게 교육자와 환자들 그리고 다른 이들로 부터의 구성적 피드백을 시기적절하게 제공하는 것을 추구하지 않는다고 하더라도 여러분이 직접 가르치는 상황에서만큼은 이러한 반성적 사고와 도움이 되는 피드백을 제공할 수 있을 것입니다. 만약 여러분이 이러한 학교나 프로그램의 전체적인 분위기를 바꾸어서 반성적 사고와 피드백이 확대되고 실현되어야 한다고 여기고 무리하게 도전한다면 엄청난 좌절만 겪게 될 것입니다.

혁신가들은 일반적으로 자신이 고립되었다고 느끼면 급격히 의기소침해지고 영향력이 없어지기 때문에 만약 여러분이 이미 나름대로 스스로 실천하고 있다면 우선적으로 여러분이 종사하는 곳에서 이를 같이 할 동료를 찾는 것입니다. 가능할 때마다 만나서 서로의 교육방법에 대해서 성찰해보고 피드백을 제공하며 지지해주십시오. 여기서 교육에 관한 문헌이나 자료를 통해 얻는 아이디어나 목표, 전략이나 조언들을 공유해 보십시오.

집단적 규모로 여러분의 기관에 건설적인 변화를 일으키는 데에 기여하고 싶은 생각이 들 수도 있습니다. 그렇다면 학교에서 반성적 사고의 가치에 대해서 합리적인 이해를 가지고 교육과정에 이를 위한 시간을 할애하도록 지원을 해 줄 한 두 명의 영향력 있는 지도자들을 정하십시오. 미약하지만 지역병원에서 실습하는 학생들을 위해 한 달에 두 번 정도 성찰할 수 있는 그룹을 운영하는 것으로도 중요한 상징적 의미와 실질적인 가치를 기관에서 인정받을 수 있을 것입니다.

최소한 한 두 개의 과정에서만이라도 학생들을 평가하는 데에 반성적 사고와 자가 평가를 포함시킬 수 있습니다. 더 많은 과정에 적용할 수 있으면 좋겠지만 학생들도 새로운 평가 방식에 대해 익숙해지고 편안해질 만큼의 충분한 경험을 하기 전에는 이에 대해서 저항할 수 있기 때문입니다.

여러분의 기관 밖에서 뜻을 같이 할 수 있는 협력자를 찾는 것도 많은 도움이 될 것입니다. 인터넷은 교육자의 관심과 염려를 공유할 수 있는 동료를 찾는 데에 탁월한 도구입니다. 교육자들이 질문을 올리고 아이디어와 전략 그리고 모델을 공유할 수 있는 다양한 리스트서브들이 있습니다. 미시건 주립대학교의 의학교육 연구 개발실에 의해 운영되는 〈dr-ed@list.msu.edu〉는 가장 활발하게 운영되는 것 중에 하나입니다. 이곳은 의료 전문직 교육자들 간의 활기찬 교류를 위한 포럼을 제공합니다. 이 책에서 언급된 참고 문헌의 저자들 중 일부도 도움과 지지를 보내줄 수 있는 자원이 될 것입니다. 만약 여러분이 의료 전문직 분야에 있는 많은 교육자들 위한 협회의 일원으로 활동하고 있지 않다면 정보와 아이디어 그리고 생산적 협력을 위한 기회들의 중요한 자원이 될 수 있는 아래의 사이트를 방문해 보시길 추천합니다.

- Association of American Medical College 〈www.AAMC.org〉
- American Association of College of Nursing 〈www.aacn.nche.edu/〉
- Association of Physician Assistant Programs 〈www.apap.org/〉
- Association for Medical Education in Europe 〈www.amee.org/〉
- Society of Teachers of Family Medicine 〈www.stfm.org〉
- The Network: Community Partnership for Health through Innovative Education, Service, and Research 〈www.the-network.org〉

이러한 협회들과 다른 많은 조직들의 연차 회의는 여러분이 생각하거나 해보고 싶어 하는 접근들을 이미 시도한 이들로 부터 광범위한 범위에 걸쳐 새로운 통찰과 가능성들을 제공받을 수 있습니다.

여러분이 하고 있는 가르치는 활동 중에 반성적 사고를 더욱 함양시키고 정기적으로 구성적 피드백을 제공하려는 노력에 지지를 받길 바랍니다. 이미 이러한 전략들을 활발하게 적용하고 계신다면 여러분의 학습자들이 성장해 가는 것을 보시면서 뿌듯함을 느끼시리라 생각합니다. 만약 이러한 전략들이 여러분에게 전혀 새로운 것이라면 이를 위한 여러분의 노력에 대한 새로운 그리고 진정한 보상을 찾을 수 있을 것이라고 기대합니다.

참고문헌

Angrist, S. W.(1973). closing the loop: the story of feedback. New york:Thomas Y. Crowell.

Arendt, H.(1971). The life of the mind. Vol. 1; thinking. San Diego, CA: Harcourt Brace Jovanovich.

Arseneau, R.(1995). Exit rounds: A reflection exercise. Academic Medicine, 70, 684-697

Balint, M. (1972). The doctor, his patient, and the illness. New York: Inter-national University Press.

Barrows, H. S(1985). How to design a problem-based learning curriculum for the preclinical years. New York: Springer.

Barrows, H. S., & Tamblyn, R. (1980). Problem-based learning: An approach to medical education. New York: Springer.

Black, N. M. I., & Harden, R.M.(1986). Providing feedback to students on clinical skills by using the Objective Structured Clinical Examination. Medical Education, 20, 48-52.

Botelho, F. J., McDaniel, S. H., & Jones, J. E.(1990). Using a family systems approach in a Balint-style group: An innovative course for continuing medical education. Family Medicine, 22, 293-295.

Boud, D., Keogh, R., & Walkers, D. (Eds.). (1985). Reflection: Turning experiences into learning. London: Kogan Page.

Boykin, A., & Schoenhofer, S. O. (1991). Story as link between nursing practice, ontology, and epistemology. Image, 23(4), 245-248.

Boykin, A., & Schoenhofer, S. O.(1993). Nursing as caring: A model for transforming practice. New york: NLN.

Brock, C. D., & Stock, R. D(1990). A survey of Balint group activities in U.S. family practice residency programs. Family Medicine, 22, 33-37.

Butterfield, P. S., Mazzaferri, E. K. & Sachs, L. A.(1987). Nurses as evaluators of the humanistic behavior of internal medicine residents. Journal of medical Education, 62, 842-849.

Charon, R., Banks, J. T., Connelly, J. E., Hawkins, A. K., Hunter, K. M., Jones, A. H., Montello, M., & Poirer, S.(1995). Literature and medicine: Contributions to clinical practice. Annals of Internal Medicine, 122, 599-606.

Collins, G. G., Cassie, J., & Daggett, C. (1978). The role of the attending physician in clinical training. Journal of medical Education, 53, 429-431.

Cope, D. W., Linn, L. S., Leake, B. D., & Barrett, P. A. (1986). Modification of residents' behavior by preceptor feedback of patient satisfaction. Journal of General Internal Medicine, 1(6), 394-398.

DeTornyay, R., & Thompson, M. A.(1982). Strategies for teaching nursing(3rd ed.). New York: John Wiley & Sons.

Dewey, J. (1938). Experience and education. New York: Colliers Books.

성찰하는 의료인을 위한 교육
반성적 사고와 피드백

Ende, J. (1983). Feedback in clinical medical education. Journal of the American Medical Association, 250(6), 777-781.

Epstsin, R. M. (1999). Mindful practice. Journal of the American Medical Association, 282(9), 833-839.

Eron, L, D. (1955). Effect of medical education on medical students' attitudes. Journal of Medical Education, 39(10), 559-566.

Evans, C. E., Haynes, R. B., Gilbert, J. R., Taylor, D. W., Sackett, D. L., & Johnston, M. (1984). Educational package on hypertension for primary care physicians: Older physicians benefits most, Canadian Medical Association Journal, 130, 719.

Fischer, P. M. (1999). Evidentiary medicine lacks humility. Journal of Family Practice, 48, 345-346.

Franks, I. M., & Maile, L. J. (1991). The use of video in sport skill acquisition. In. P. W. Dowrick (Ed.), Practical guide to using video in the behavioral sciences(pp.231-243). New York: John wiley & Sons.

General Professional Education of the Physician. (1984). Physicians for the twenty-first century: Report of the project panel on the general professional education of the physician and college preparation for medicine. Washington, DC: Association of American Medical Colleges.

Gil, D. H., Heins, M., & Jones, P. B.(1984). Perceptions of medical school faculty members and students on clinical clerkship feedback. Journal of Medical Education, 59, 950-952.

Glenn, J. K., Reid, J. C., Mahaffy, J., & Shurtleff, H. (1984). Teaching behaviors in the attending- resident interaction. Journal of Family practice, 18(2), 297-304.

Gordon, M. J. (1991). A review of the validity and accuracy of self-assessments in health professions training. Academic Medicine, 66, 762-769.

Gordon, M. J.(1992). Self-assessment programs and their implications for health professions training. Academic Medicine, 67, 672-679.

Gordon, M. J. (1997). Cutting the Gordian knot: A two-part approach to the evaluation and professional development of residents. Academic Medicine, 72(10), 876-880.

Gordon, M. J. (1999). Commentary: Self-assessment skills are essential. Education for Health, 12(2), 167-168.

Hearnshaw, H., Baker, R., Cooper, A., & Soper, J. (1996). The cost and benefits of asking patients for their opinions about general practice. Family Practice, 13, 52-58.

Helfer, R. E. (1970). An objective comparison of the pediatric interviewing skills of freshman and senior medical students. Pediatrics, 45(4), 623-627.

Helfer, R. E., & Kempe, C. H.(Eds.) (1976). Child abuse and neglect: The family and the community. Cambridge, MA: Ballinger.

Henbest, R. J., & Fehrsen, G. S. (1985). Preliminary study at the Medical University of South Africa on student self-assessment as a means of evaluation. Journal of Medical Education, 60, 66-67.

Hewson, M., & Little, M. L. (1998). Giving feedback in medical education: Verification of recommended techniques. Journal of General Internal Medicine, 13, 111-116.

Irby, D. M. (1986). Clinical teaching and the clinical teacher. Journal of Medical Education, 61(9), 35-45.

Irby, D. M. (1995). Teaching and learning in ambulatory care settings: A thematic review of the literature. Academic Medicine, 70, 898-931.

Isaacson, J. H., Posk, L. K., Litaker, D. G., & Halperin, A. K. (1995). Resident perceptions of the evaluation process. Society of General Internal Medicine. Journal of General Internal Medicine, 10(Suppl.), 89.

Iverson, D. C., & Vernon, D. S.(1990). Program principles associated with successful health education and health promotion interventions. Cancer Prevention, 1(1), 43-50.

Jason, H., Kagan, N., Werner, A., Elstein, A., & Thomas, J. B(1971). New approaches to teaching basic interviewing skills to medical students. American Journal of Psychiatry, 127, 1404-1407.

Jason, H., & Westberg, J. (1982).Teachers and teaching in U.S. medinal schools. Norwalk, CT: Appleton Century-Crofts.

Johns, C., & Freshwater, D. (Eds.) (1998). Transforming nursing through reflective practice. Oxford, UK: Blackwell Science.

Kagan, N., & Kagan, H. (1991). Interpersonal process recall. In P. W. Dowrick (Ed), Practical guide to using video in the behavioral sciences(pp.221-230). New York: John Wiley & Sons.

Kahn, G., Cohen, B., & Jason, H. (1979). The teaching of interpersonal skills in U.S. medical schools. Journal of Medical Education, 54, 29-35.

Kaufman, A. (Ed.). (1985). Implementing problem-based medical education: Lessons from successful innovations. New York: Springer.

Kobert, L. J. (1995). In our own voice: Journaling as a teaching/learning technique for nurses. Journal of Nursing Education, 34(3), 140-142.

Kolb, D. A. (1984). Experiential learning: Experience as the source of learning and development. Englewood Cliffs, NJ: Prentice-Hall.

Kohn, L. T., Corrigan, J. M., & Donaldson, M. S. (Eds.). (2000). To err is human: Building a safer health system. Washington, DC: National Academy Press.

Lichsterin, P. R. (1996). My most meaningful patient: Reflective learning on a a general medicine rotation. Journal of General Internal Medicine, 11, 406-409.

Linn, L. S., Oye, R. K., Cope, D. W., & DiMatteo, M. R. (1986). Use of non-physician staff to evaluate humanistic behavior of internal medicine residents and faculty members. Journal of Medical Education, 61, 918-920.

Lye, P. Bragg, D., & Simpson, D. (1997). Improving feedback with a clinical encounter form. Academic Medicine, 72(5), 444-445.

Lyons, J. (1999). Reflective education for professional practice; Discovering knowledge from experience. Nurse Education Today, 9(1), 29-34.

McCallum, J. (1987, April). Videotape is on a roll. Sports Illustrated, pp. 136-144.

McCue, J. D., Magrinat, G., Hansen, C. J., & Bailey, R. S (1986). Residents' leadership styles and effectiveness as perceived by nurses. Journal of Medical Education, 61, 53-58.

McGrew, M., & Kaufman, A. (1999). Building blocks of innovation at the University of New Mexico. Education for Health, 12(1), 29-38.

McKegney, C. P. (1989). Madical education: A neglectful and abusive family system. Family Medicine, 21(6), 452-457.

Mezirow, J.(1998). On critical reflection. Adult Education Quarterly, 48(3), 185-198.

Nin, A. (1969). The diary of Anais Nin, 1939-1944. New York: Harcourt Brace & World.

Norcini, J. J., Shea, J. A., & Webster, G. D. (1986). Perceptions of the certification standards of the American Board of Internal Medicine. Journal of General Internal Medicine, 1, 166-169.

Novack, D. H., Suchman, A. L., Clark, W., Epstein, R. M., Najberg, E., & Kaplan, c. (1997). Calibarationg the physician: Personal awarenedd and effective patient care. Journal of the American Medical Association, 278(6), 502-509.

O'Connor, F. W., Albert, M. L., & Thomas, M. D. (1999). Incorporating standardized patients into a psychosocial nurse practitioner program. Archives of Psychiatric Nursing, 13(5), 240-247.

성찰하는 의료인을 위한 교육
반성적 사고와 피드백

O'Sullivan, P. S., Pinsker, J., & Laudou, C. (1991). Evaluation strategies selected by residents: The roles of self-assessment, training level, and sex. Teaching and learning in Medicine, 3(2), 101-107.

Papell, C. P., & Skolnik, L. (1992). The reflective practitioner: A contemporary paradigm's relevance for social work education. Journal of social Work Education, 28, 18-26.

Pololi, L., Frankel, R. M., Clay, M., & Jobe, A. C. (2001). One tear's experience with a program to facilitate personal and professional development in medical students using reflection groups. Education for Health, 14, 36-49.

Porter, L. (1982). Giving and receiving feedback; it willl never be easy, but it can be better. In National Training Lab Reading Book for Human Relations Training(pp. 42-45). Bethel, Me:NTL.

Remmen, W., Denekens, J., Scherpbier, A., Hermann, I., van der Vleuten, C., Royen, P. V., & Bossaert, L. (2000). An evaluation study of the didactic quality of clerkships. Medical Education, 34(6), 460-464.

Riley-Doucet, D., & Wilson, S. (1997). A three-step method of self-reflection using reflective journal writing. Journal of Advanced Nursing, 25(5), 964-968.

Sackett, A. L., Haynes, R. B., & Gilson, E. S., Taylor, D. W., Roberts, R. S., & Johnson, A. L. (1977). Hypertension control, compliance and science. American Heart Journal, 94, 666,667.

Sackett, D. L., Haynes, R. B., & Tugwell, P. (1985). Clinical epideniology: A basic science for cilnical medicine. Boston : Little, Borwn.

Scheidt, P. C., Lazoritz, S., Ebbeling, W. L., Figelman, A. R., Moessner, H. F., &Singer, J. E.(1986) Evaluation of a system providing feedback to students on videotaped patient encounrter. Jorural of Madical Eduactiaon 61, 585-590.

Schmidt, H. G., Magzoub, M., Feletti, G., Nooman, Z., & Vluggen, P.(Eds.). (2000). Handbook of community-based education: Theory and practices. Maastricht, the Netherlands: Network Publication.

Schön, D. A. (1983). The reflective practitioner: How professionals think in action. New York: Basic Books.

Schön, D. A.(1987). Educating the reflective practitioner: Toward a new design for teaching and learning in the professins. San Francisco, CA: Jossey-Bass.

Shapiro, J., & Lie, D. (2000). Using literature to help physician- learners understand and manage "difficult" patients. Academic Medicine, 75, 765-768.

Shatney, C. H., & Friend, B. E. (1984). Potential role of nurses in assessing house officer performance in the critical care environment. Critical Care Medicine, 12, 117-120.

Stillman, P. L., Regan, M. B., Philbin, M., & Haley, H. L.(1990). Results of a survey on the use of standardized patients to teach and evaluate clininal skills. Academic Medicine, 65, 288-292.

Stritter, F. T., Hains, J. D., & Grimes, D. A. (1975) Clinical teaching reexamined. Journal of Medical Education, 50, 876-882.

Stuart. M. R., Goldstein, H. S., & Snope, F. C. (1980). Self-evaluation by residents in family medicine. Journal of family Practive, 10, 639-642.

Tannen, D. (1990). You just don't understand: Women and men in conversation. New York: William Morrow.

Thorndike, E. L. (1912). Education. New York: MacMillan.

Westberg, J., Kahn, G. s., Cohen, B., & Friel, T. (1980). Teaching inter-personal skills in physician assistant programs, Medical Teacher, 1, 136-141.

성찰하는 의료인을 위한 교육
반성적 사고와 피드백

Westberg, J., & Jason, H (1991). Providing constructive feedback. Boulder, CO: Center for Instructional Support.

Westberg, J., & Jason, H (1993). Collaborative clinical education: The foundation of effective health care. New York: Springer.

Westberg, J., & Jason, H (1994a). Fostering learners' reflection and self-assessment. Family Medicine, 26, 278-282.

Westberg, J., & Jason, H (1994b). Teaching creatively with video: Fostering reflection, communication and other clinical skills. New York: Springer.

Westberg, J., & Jason, H (1996). Fostering learning in small groups: A practical guide. New York: Springer.

Whitman, N. (1993). A review of constructivism: Understanding and using a relatively new theory. Family Medicine, 25, 517-521.

Wigton, R. S., Kashinath, D. P., & Hoellerich, V. L.(1986). The effect of feedback in learning clinical diagnosis. Journal of Medical Education, 61, 816-822.

Wolverton, S., & Bosworth, M. (1985). A survey of resident perceptions of effective teaching behaviors. Family Medicine, 17(3), 106-108.

Wondrak, R., & Goble, J. (1992). An investigation into self, peer and tutor assessments of student psychiatric nurse's written work assignments. Nurse Educator Today, 12(1), 61-64.

찾아보기

성찰하는 의료인을 위한 교육
반성적 사고와 피드백